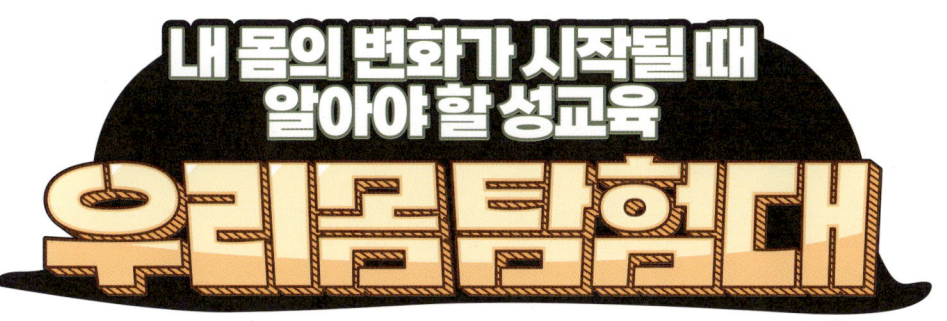

달라진 세상, 달라진 성교육 ②

글·그림 이충민

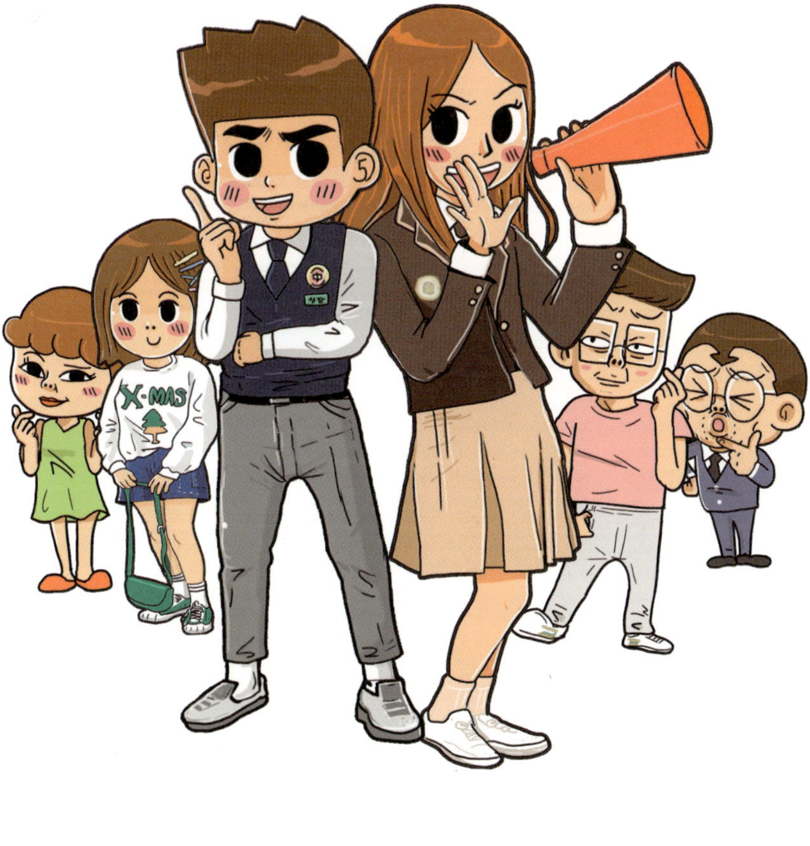

포레스트북스

우리 몸 탐험대에게
전하는 메시지

우리 몸 탐험대 여러분,

만나서 반갑습니다. 성교육 탐험대장 이충민입니다. 이 책에서 여러분과 함께 우리 몸을 탐험하는 시간을 가질 거예요.

왜 우리 몸을 알아 가고 성(性)을 배워야 할까요? 성을 배운다는 의미는 '인간'에 대한 삶을 알아 간다는 것입니다. 인간을 배우는 공부는 내 몸이 자라면서 스스로 변화를 느끼는 사춘기 때 중점적으로 하게 돼요.

그래서 사춘기를 준비하거나 시작된 모든 친구는 먼저 사춘기를 잘 탐험해야 합니다. 사춘기 탐험대와 마찬가지로 우리 몸 탐험대에서는 아이에서 남성으로, 아이에서 여성으로 변화하는 과정을 배울 거예요.

우리 몸에 대해 탐구하고 제대로 알아갈 때 몸에 대한 왜곡이 생기지 않아요. 사실을 올바르게 이해할 때 더 성숙한 삶을 살 수 있지요. 우리 몸을 탐험하며 몸의 성장을 온전히 이해하고, 인간의 삶 또한 여물기를 바랍니다.

또한 남성과 여성의 차이를 배우고, 남성과 여성을 서로 이해하는 시간을 가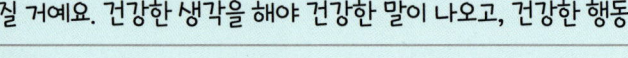질 거예요. 건강한 생각을 해야 건강한 말이 나오고, 건강한 행동

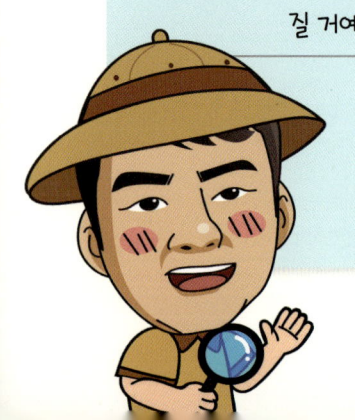

으로 이어져요. 바른 말과 건강한 행동을 익혀갈 때 바른 인격이 형성되지요.

우리 함께 배려하고 존중하고, 공감하며 좋은 인간관계를 만들어 보아요.

사춘기라는 긴 터널을 잘 지나가면 더 멋진 어른으로 성장할 거예요. 이 책을

통해 우리 몸의 주인으로서 우리 삶을 멋지게 계획하고 성장하기를 바랍니다.

또한 탐험대장인 저는 앞으로도 우리 몸 탐험대원들의 멋진 탐험을 응원하고

무사히 끝마치길 기원하겠습니다!

사춘기 탐험대장 이충민

인물 소개

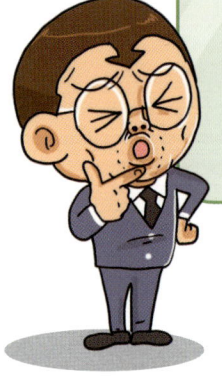

성건강(58세)

4남매의 아빠이자 열심히 일하는 회사원. 가족을 정말 사랑하고 아끼지만, 표현만큼은 못하는 이 시대의 가장이에요.

박정자(53세)

달라진 세상에 맞는 남다른 성교육강사이자 4남매의 엄마.

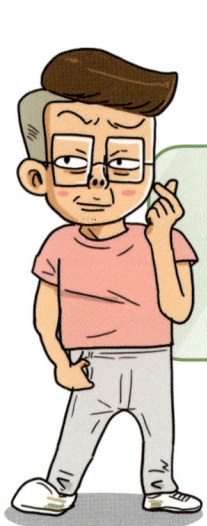

성남근(29세)

10년째 취업 준비하고 있는 첫째 아들.

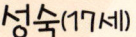

성숙(17세)

고등학교 2학년인
걸크러시 둘째 딸.

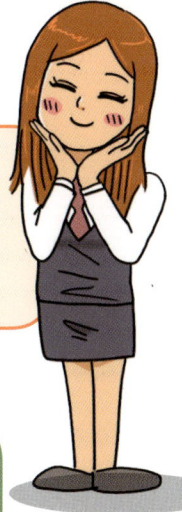

성장(14세)

중학교 2학년 셋째 아들.
게임을 좋아하고, 친구들과의
우정도 중요하게 생각해요.

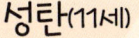

성탄(11세)

초등학교 5학년,
성탄절에 태어난 막내딸.

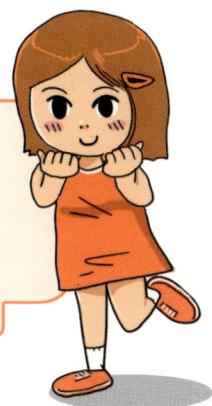

차례

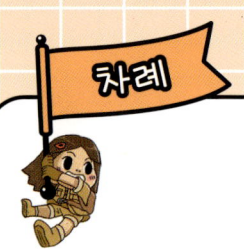

프롤로그　우리 몸 탐험대에게 전하는 메시지 ………… 02

1장　탐험대 출발! 성이란 무엇일까?　　　08

2장　사춘기를 꼭 겪어야 하는 건가?　　　14
우리 몸 탐험　우리 몸이 달라져요　　　　　　　19
우리 몸 탐험　남성의 태너 성장 발달 5단계　　　20
우리 몸 탐험　여성의 태너 성장 발달 5단계　　　21

3장　2차 성징의 대표, 여드름과 털　　　22
우리 몸 탐험　여드름 자세히 알아보자!　　　　　25

4장　남성과 여성의 차이점　　　30
우리 몸 탐험　남성과 여성의 외부 생식기 이름　34
우리 몸 탐험　남성과 여성의 내부 생식기 이름　35
우리 몸 탐험　내부 생식기가 하는 일은?　　　　36

5장　성장이의 첫 몽정　　　40

6장　가슴 발달과 브래지어　　　50
우리 몸 탐험　여성의 가슴 발달 과정　　　　　　54

7장　생리를 시작한 성탄!　　　56

| 8장 | 비밀의 문을 열어라 | 68 |

| 9장 | 안 싸워서 다행이야! 사춘기 감정 변화 | 74 |

우리 몸 탐험	사춘기 청소년 뇌의 구조	78
우리 몸 탐험	복잡한 감정 변화를 겪게 되는 이유	80
우리 몸 탐험	이성 친구 사귀기 전에 생각해 볼 것!	83
우리 몸 탐험	속닥속닥, 친구들이 생각하는 사춘기	86

| 10장 | 때마다 찾아오는 불청객, 생리통! | 88 |

| 우리 몸 탐험 | 생리통이 심할 땐 이렇게 하기 | 97 |

| 11장 | 대안 생리대의 종류와 사용법 | 98 |

| 12장 | 흔한 감기 같은 질염 | 110 |

| 우리 몸 탐험 | 질염 정복하기 | 118 |

| 13장 | 생명 존중 교육과 피임 | 120 |

| 우리 몸 탐험 | 피임의 종류와 성공률 | 125 |
| 우리 몸 탐험 | 콘돔 사용법과 처리 방법 | 127 |

| 14장 | 성숙한 성 건강 관리법 | 132 |

| 15장 | 3억분의 1, 소중한 존재 | 140 |

| 우리 몸 탐험 | 인공 수정과 시험관 아기 | 149 |

에필로그 우리는 보석같이 빛나는 존재 150

1장
탐험대 출발! 성이란 무엇일까?

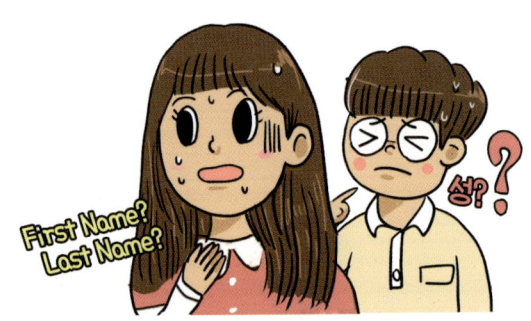

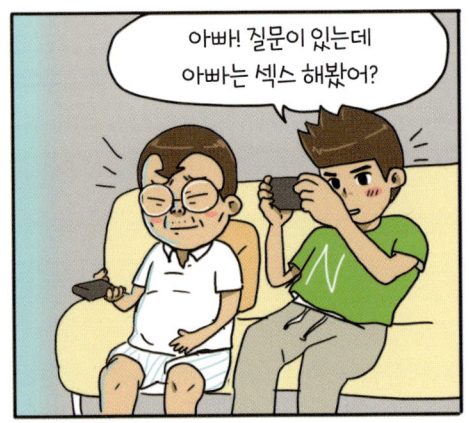

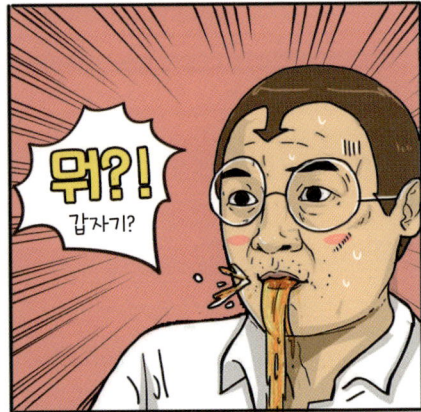

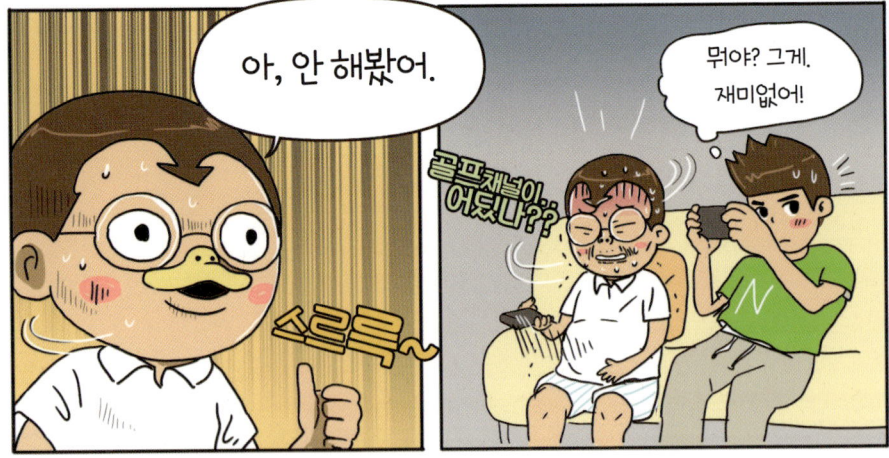

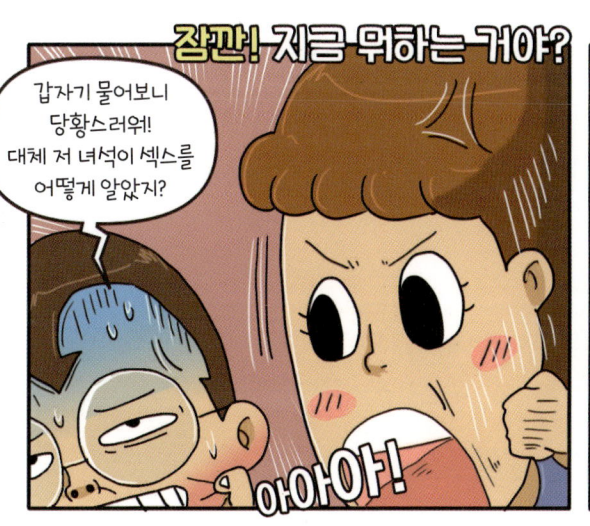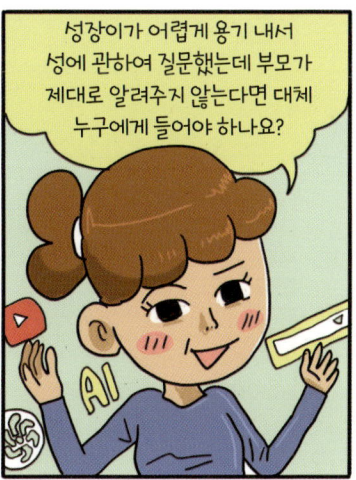

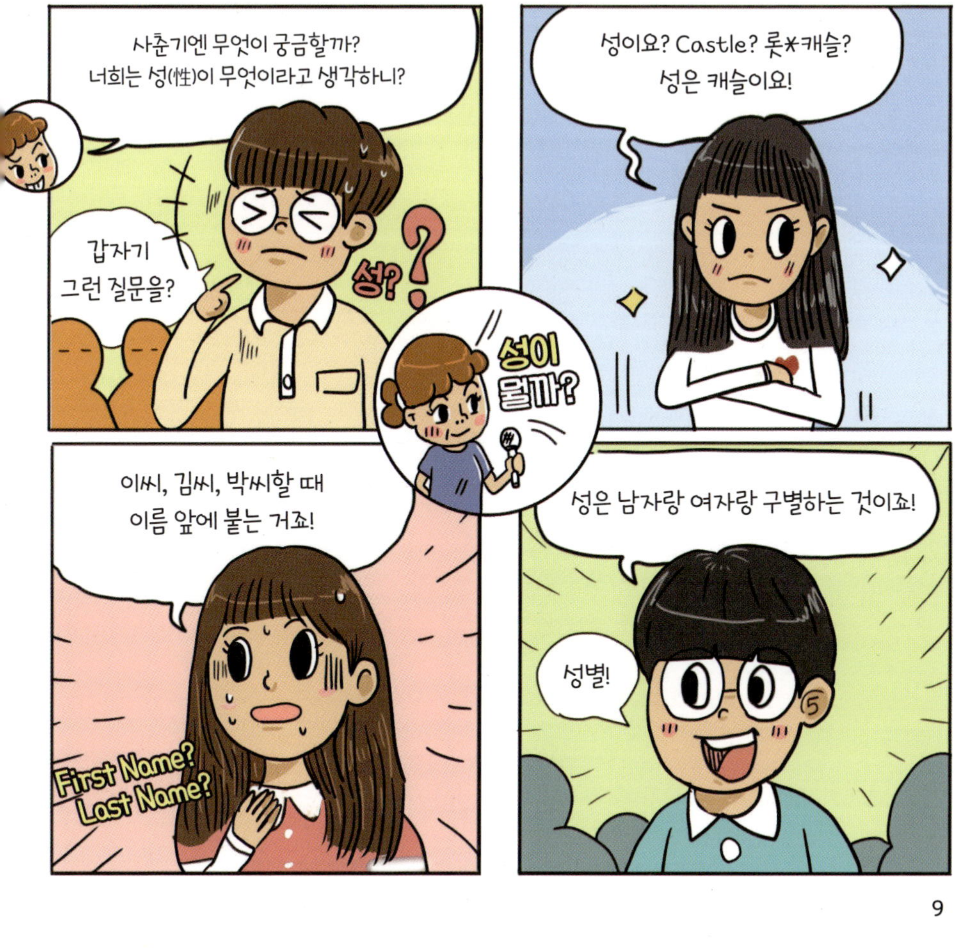

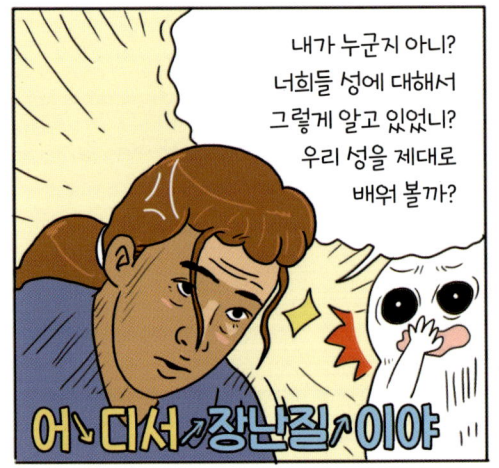
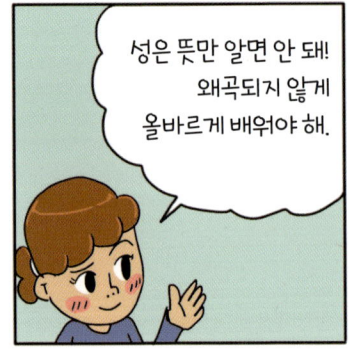

🔍 성은 무엇일까요?

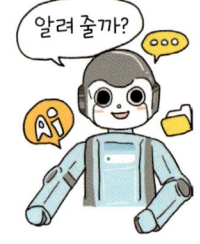

성을 잘 알면 야한 사람인가요? 그렇지 않아요. 성을 말하면 부끄럽고 민망하다고 생각하나요? 오히려 성을 제대로 알지 못하면 부끄러운 것이에요! 성이 궁금하면 질문할 수 있고, 알고 싶으면 물어봐야 해요. 성에 대해 호기심이 드는 것은 자연스러운 거예요. 인터넷에서 검색을 하거나 유튜브를 통해 뜻을 바로 찾을 수 있지만, 성의 사전적 의미를 알고 있다고 성을 제대로 아는 것이 아니지요.

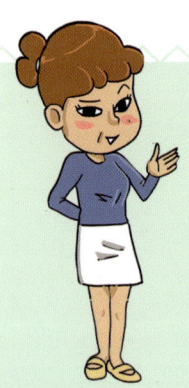

● **성(性)의 사전적 의미를 알아볼까요?**

성: 1. 사람이나 사물 따위의 본성이나 본바탕.
    2. 남성과 여성, 수컷과 암컷의 구별 또는 남성이나 여성의 육체적 특징.
    3. 남녀의 육체적 관계 또는 그에 관련된 일.

성의 뜻을 알아보니 사람의 본성, 남녀 구별을 할 때 주로 사용해요. 하지만 '성'이라는 단어에는 여러 가지 의미가 담겨 있어요. 성(性)이라는 한자를 보면 인간의 몸과 마음이 담긴 '인간의 삶'을 뜻해요. 그래서 성을 배우는 것은 나의 몸과 마음을 제대로 알고 건강하고 바른 삶을 알아 가는 것이지요. 성을 영어로 '섹스(SEX)'라고 하는데 성별의 의미보다 성적 행위로 알려졌고, 또 그렇게 사용하는 경우가 많아요. 성적 행위는 섹스가 아니라 '성관계'라고 표현해야 합니다. 그런데 왜 '관계'라고 할까요?

성적 행위에만 머무르는 것이 아니라 사람과 사람 간의 '관계'로 알아 간다는 큰 의미가 있어요. 사랑하는 사람, 가족, 이웃, 친구 등 다른 사람과 더불어 세상을 살아가며 서로의 관계를 배우는 것이 바로 성교육이랍니다.

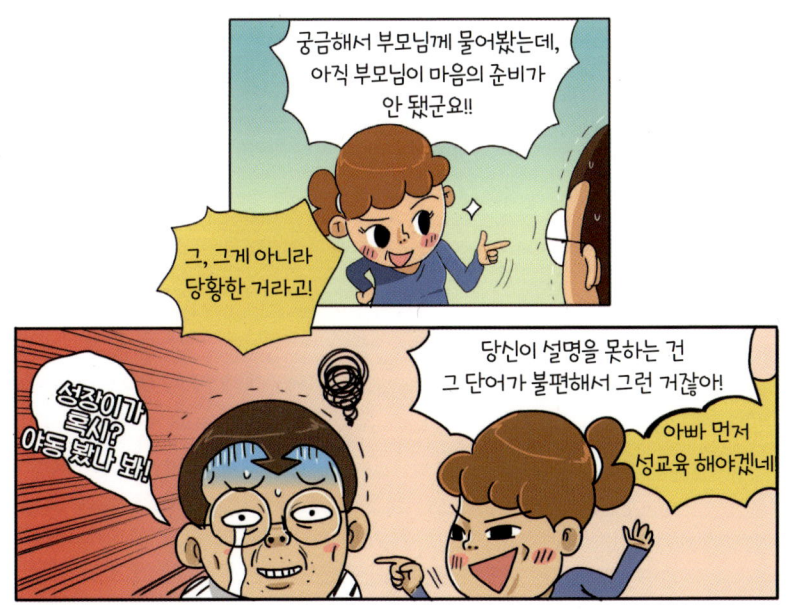

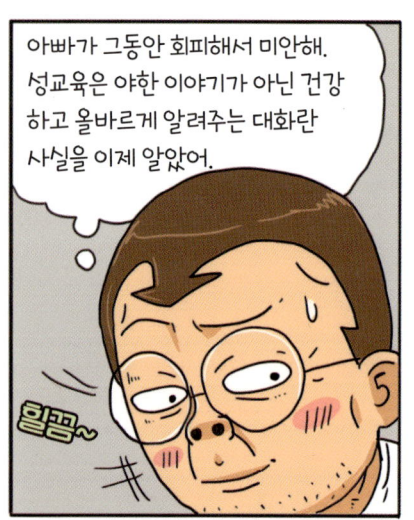
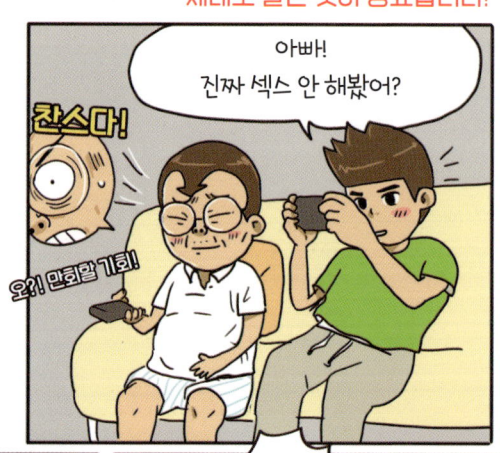
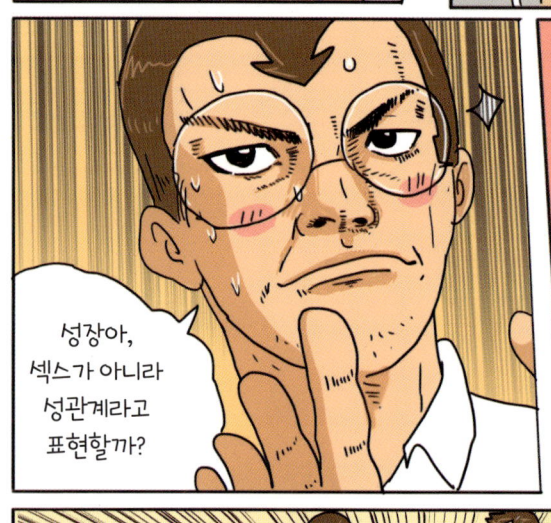
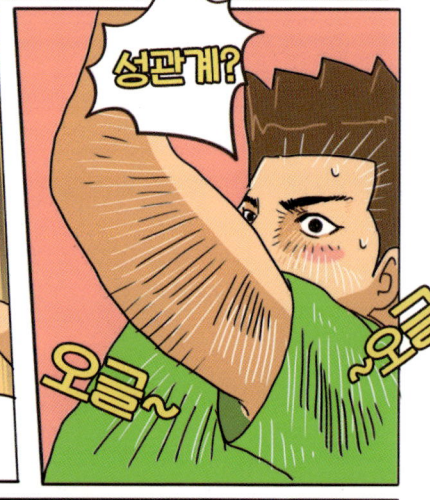
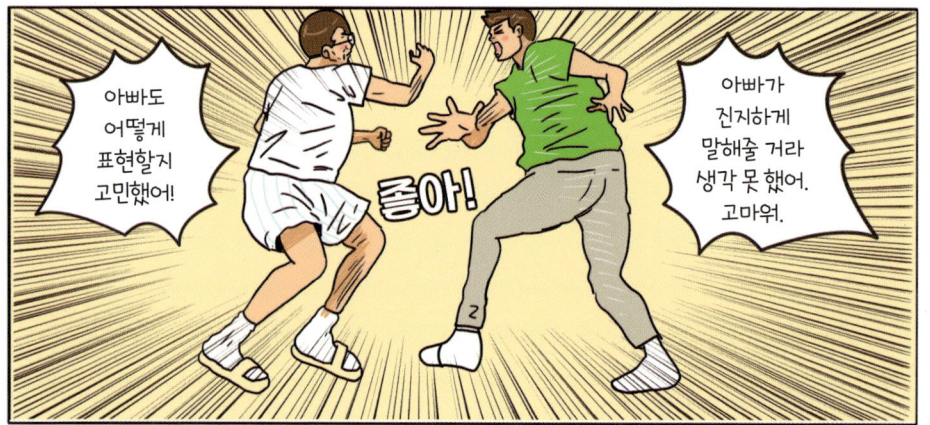

성은 무엇일까요?

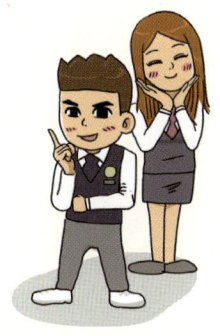

내가 생각하는 성은 무엇일까요?
나는 성에 대해 무엇이 궁금할까요?
성적 호기심이 생기는 것은 자연스러운 현상이에요. 우리는 검색을 통해 궁금증을 풀고 다양한 정보와 지식을 얻고 있어요. 성을 알려주는 많은 정보가 있답니다. 성을 바르게 해석하는 해답을 찾길 바라요. 먼저, 스스로 성을 정의해 보는 것으로 시작해 보세요.

내가 생각하는 성은 _____ 이다.
내가 생각하는 성의 정의를 적어 보아요.

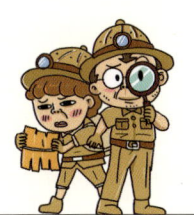

스스로 질문을 하고 해답을 찾아보세요.
궁금하거나 호기심이 생긴 부분을 솔직하게 표현해 보아요.
부끄럽지만 성을 알아 가는 시작이 될 거예요.

2장 사춘기를 꼭 겪어야 하는 건가?

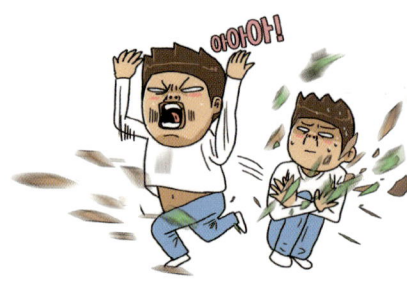

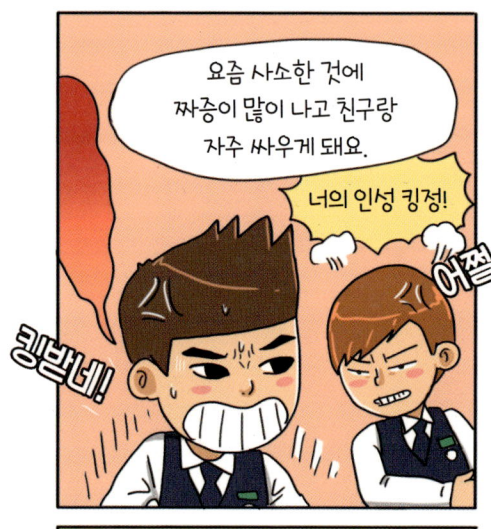

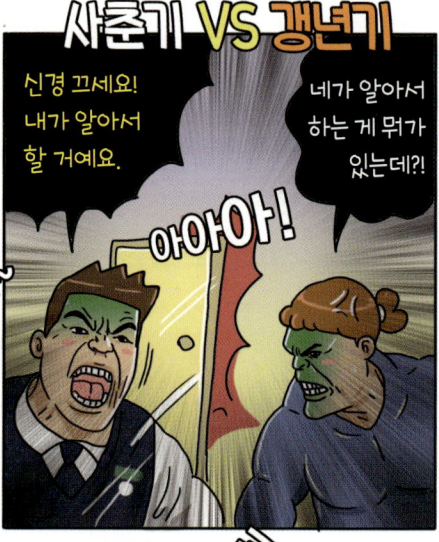

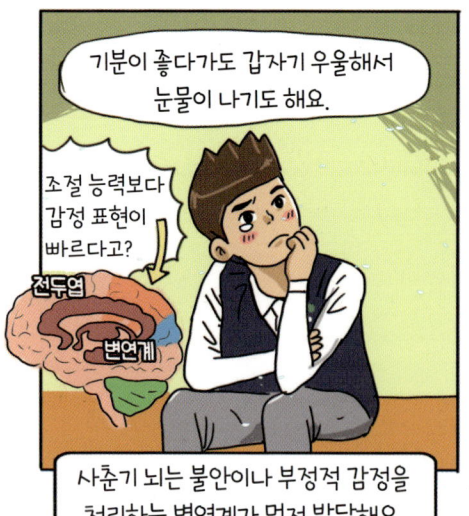

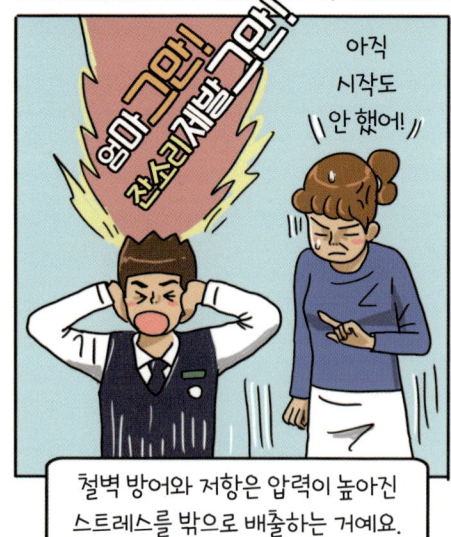

🔍 누구나 사춘기를 겪나요?

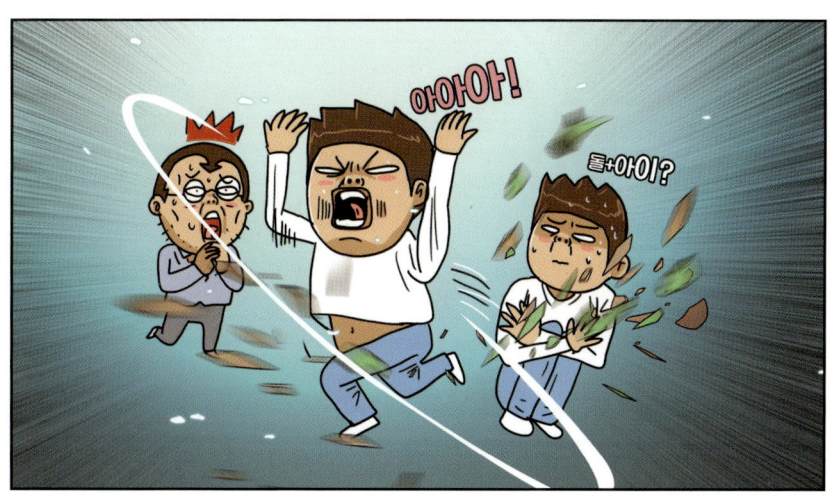

뇌의 아래에 위치한 뇌하수체가 성장에 관여하며, 성적으로 성장하기 시작해요. 그러면서 성호르몬이 요동치는 사춘기를 경험합니다. 사춘기를 떠올리는 키워드로 '짜증', '분노', '반항', '다툼', '질풍노도', '건들지 마', '고민', '스트레스', '성장통', '우유부단', '변덕', '2차성징', '몸의 변화' 등을 말합니다.

대체로 사춘기에 대해 부정적인 단어로 표현했어요. 하지만 불안정하고 혼란스러운 사춘기를 통해 우리는 어른으로 성장할 것이고, 자아 존중감, 자기 주도성, 자기 효능감, 회복 탄력성 등을 기를 거에요. 어때요? 두려웠던 나의 성장기와 사춘기가 설레고 기대되나요?!

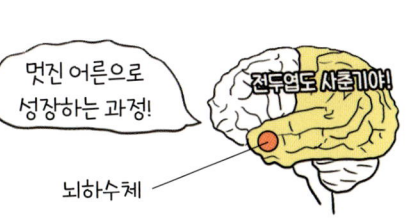

🔍 사춘기를 어떻게 보내야 할까요?

사춘기는 '몸이 성장함에 따라 몸 안에 성적 기능이 활발해져요. 이와 함께 2차 성징이 나타나며 생식 기능이 완성되는 시기'라고 해요. 즉, 아이에서 어른으로 성장해 나아가는 시기를 '사춘기'라고 합니다. 어른이 되기 위해서는 반드시 겪어야 할 과정이에요. 미리 그 과정을 알고 준비하면 사춘기를 잘 보낼 수 있습니다.

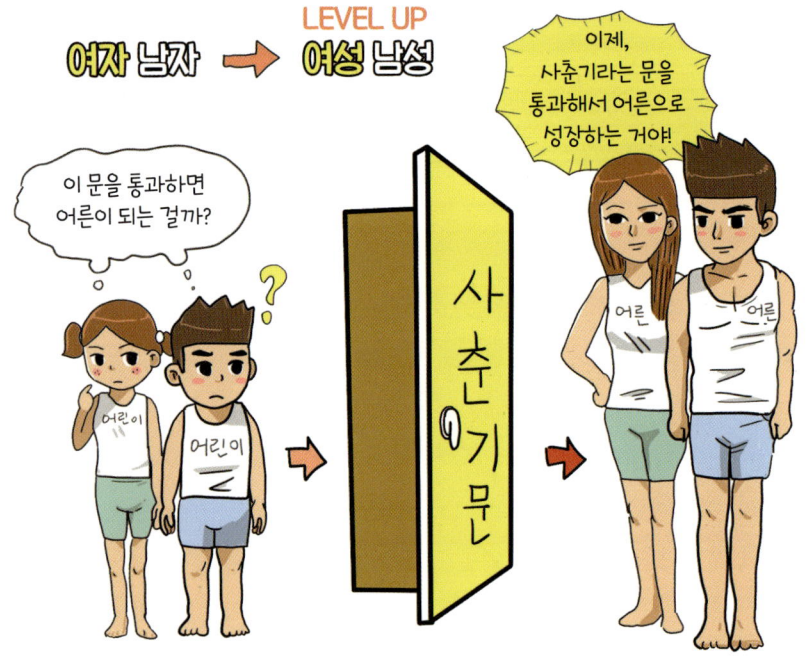

막상 사춘기에 접어들면 몸과 마음의 변화 때문에 생각했던 것과 달리 힘들 수도 있어요. 사춘기는 나를 알아가고 나에게 생긴 몸과 마음의 숙제를 잘 풀어가는 과정이랍니다. 내 마음과 몸은 지금 어떤지 잘 살펴보세요! 이제 달라지는 나를 인정하고, 그 안에서 고유한 나의 모습을 찾아보세요.

다른 사람과 비교하며 "나는 부족한 사람", "나는 필요없는 사람", "나는 도대체 왜 이럴까?" 하고 생각하면 자존감이 떨어질 수 있어요. 그렇기 때문에 다른 사람과 자신을 비교하지 않아야 해요! 타인과 비교할 수록 점점 자신에게 실망하게 되고 고민만 커진답니다.

이 시기를 잘 보내는 방법은 나를 발견하고, 나를 알아보며 나만의 개성을 찾아보는 것이에요. 스스로를 탐구하는 시간을 가져보아요. 나만의 매력을 발견한 사람은 자신을 더욱 사랑할 수 있답니다!

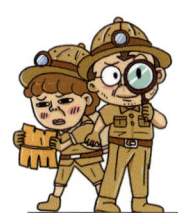

처음 겪는 사춘기 때문에 하루하루 너무나도 힘들다면, 혼자서 고민하지 마세요!
위로와 격려가 필요한 시기에 어른들의 도움을 받으면, 좀 더 편하게 지나갈 수 있어요. 혼자서만 고민하지 말고 꼭 함께해요!

월요일부터 금요일까지, 저녁 8시~10시
사춘기 친구들의 채팅 고민 상담소

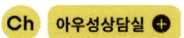

사춘기를 나타내는 2차 성징

호르몬의 분비가 왕성해지면서 몸도 달라지고, 덩달아 마음도 불안해지고 혼란스러워요. 그러다 보면 자신의 몸이 싫어지기도 하지요. 내 몸을 사랑하려면 몸의 변화에 관하여 올바르게 알아야 해요.

친구들과 자꾸 비교하다 보면 내가 제대로 잘 자라고 있는지 헷갈릴 수 있어요. 2차 성징에 관하여 제대로 배워 보아요. 그러면 불안하고 걱정되는 마음도 줄어들고, 다른 사람을 이해하고 존중하는 법도 알게 될 거예요.

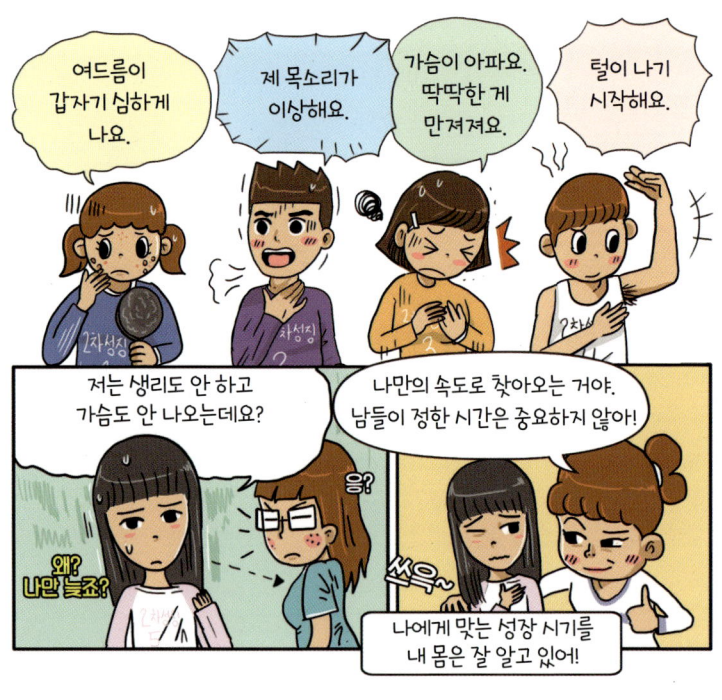

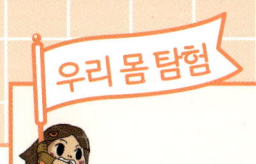

우리 몸이 달라져요

남성과 여성이 공통으로 겪는 사춘기 변화도 있지만 각각 따로 경험하는 변화도 있어요. 사춘기에 접어들면 여드름, 겨드랑이와 생식기에 털이 나기 시작하고 변성기가 찾아옵니다. 또한 땀 냄새가 짙어지고 기름기가 생기며, 정수리에서 냄새가 나기도 해요.

성별에 따른 변화로는 여성은 가슴이 발달하며 생리가 시작되고, 남성은 고환이 발달하며 정자를 만들어요. 남성과 여성의 변화에 관하여 자세히 살펴보아요.

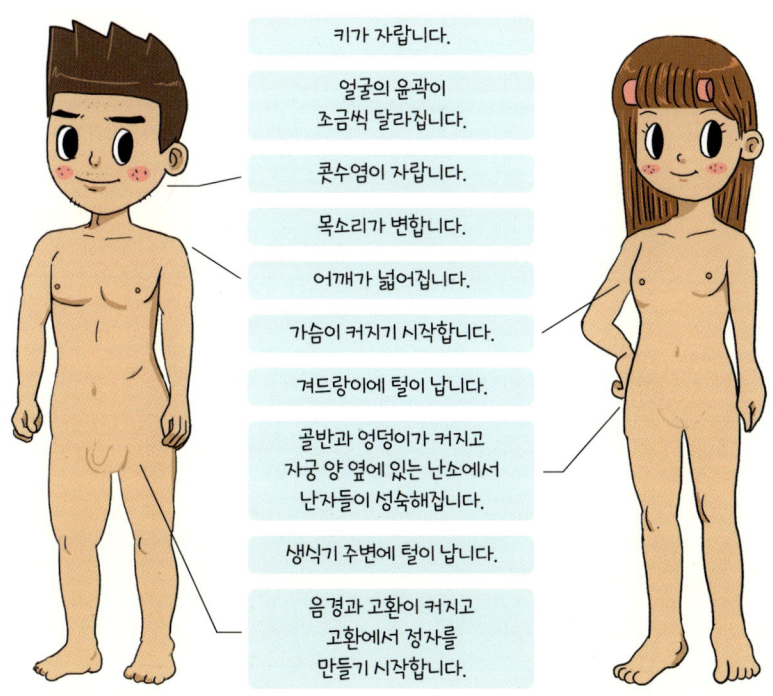

사춘기 접어든 탐험대 친구들은 몸의 어떤 변화를 경험하고 있나요?

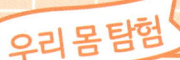

우리 몸 탐험

남성의 태너 성장 발달 5단계

영국 소아과 의사 제임스 태너가 만든 성숙도 발달 구분법 총 5단계가 있는데, 이를 '태너 스테이지' 또는 '태너 척도'라고 부르기도 해요. 가슴, 성기, 음모의 크기를 발달 정도에 따라 아동에서 청소년 그리고 성인으로 단계별로 구분하는 방식을 태너의 '성장 발달 5단계'라고 하지요. 특히 남성은 생식기와 음모 발달에 따라 성장 발달을 5단계로 나누었답니다. 1단계는 10세, 5단계는 16세 기준이에요. 사람마다 성장 속도가 다르기 때문에 자신의 성장 과정을 확인하는 참고용으로만 봐주세요.

태너 1단계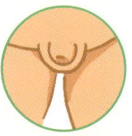
사춘기 이전 단계로 털이 나지 않았고, 음경(고환)의 크기가 크지 않습니다. (1.5ml 미만의 고환 부피)

태너 2단계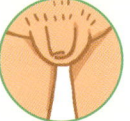
고환이 2.5cm 이상 커짐, 음낭의 피부색이 약간 붉어지고, 털이 조금씩 나며 음경 길이 변화 없습니다. (1.6~6ml의 고환 부피)

태너 3단계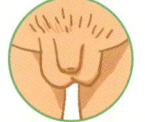
음경과 음낭은 더 커지고 길어지기 시작합니다. 털이 짙어지고, 굵어집니다. (6에서 12ml 사이의 고환 부피)

태너 4단계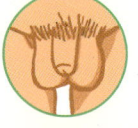
음낭 색이 눈에 띄게 짙어지고 어두워집니다. 음경이 두꺼워지고, 길이가 증가합니다. 털이 많이 나고 고환은 정자를 본격적으로 생산합니다. (12~20ml 사이의 고환 부피)

태너 5단계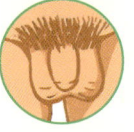
음경 크기가 성인만큼 자라고 털이 수북하게 나서 다리 안쪽까지 넓게 퍼집니다. (20ml 이상의 고환 부피)

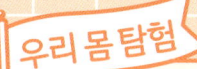

우리 몸 탐험

여성의 태너 성장 발달 5단계

남성과 달리 여성은 호르몬 분비와 함께 가슴이 발달해요. 가슴, 생식기 변화, 음모의 변화에 따라 5단계로 나눕니다.

자궁의 변화

태너 1단계
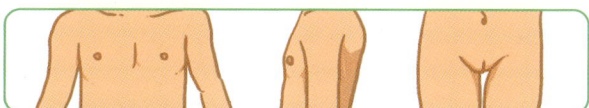
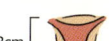
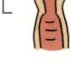 3cm

사춘기 이전 단계로 선 조직 없고, 윤곽이 깨끗합니다.

태너 2단계
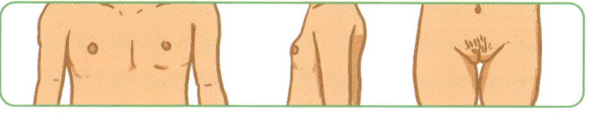
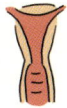 3.7cm

가슴 눈이 형성되고 유륜이 조금씩 넓어지며, 생식기 주변에 털이 몇 가닥씩 나기 시작합니다.

태너 3단계
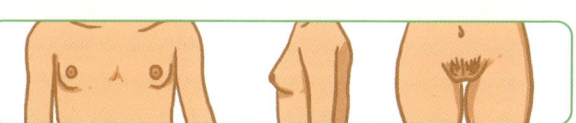
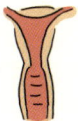 4.5cm

가슴이 커지고 점점 높아지기 시작하고 유륜의 경계를 넘어 확장되며, 생식기 주변의 털이 굵고 짙어집니다.

태너 4단계
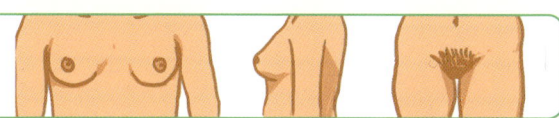
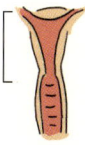 5.2cm

유두와 주변의 유륜이 튀어나오고 크기가 커지며 윤곽이 드러납니다. 확실한 가슴의 구분이 생기는 것입니다. 털은 더 많아집니다.

태너 5단계
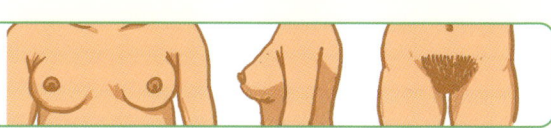
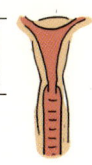 6.7cm

가슴이 최종 성인의 크기에 도달합니다. 가슴의 경계가 분명하고, 유두는 튀어나옵니다. 생식기 전반으로 넓은 부위까지 털이 납니다.

3장
2차 성장의 대표, 여드름과 털

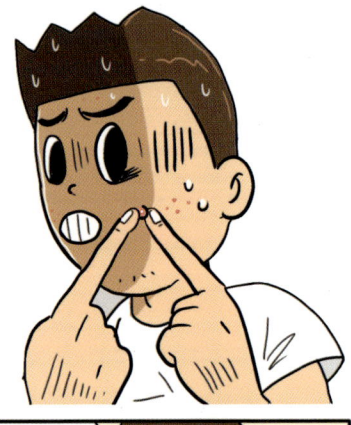

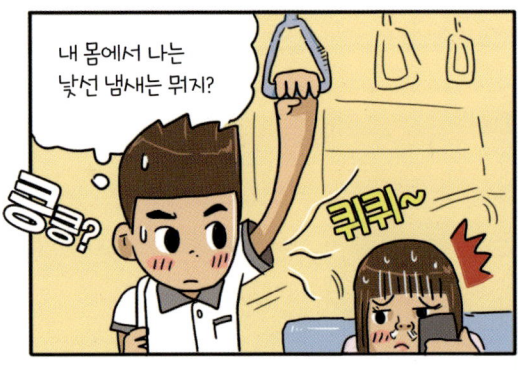

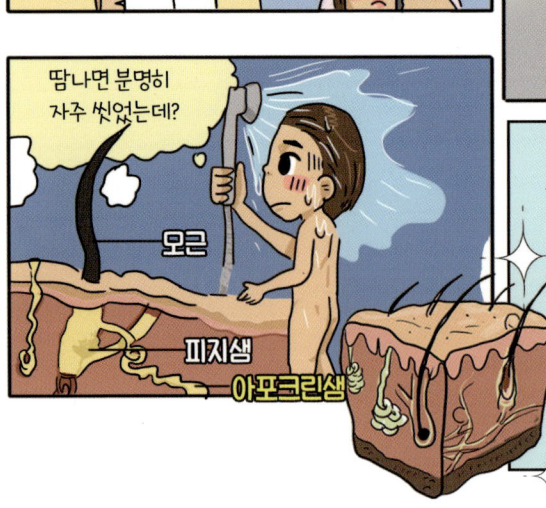

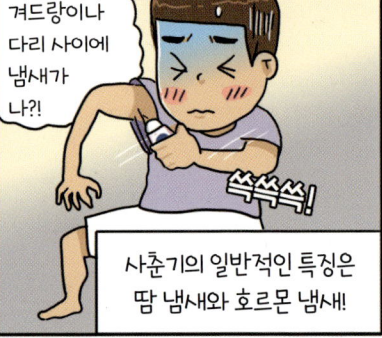

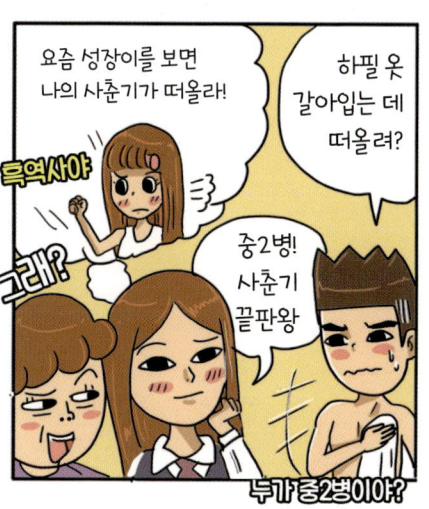
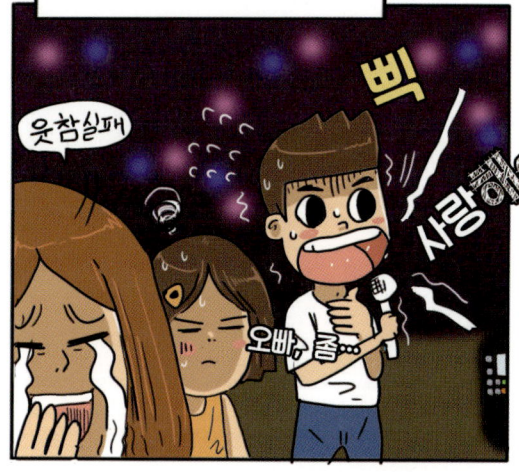
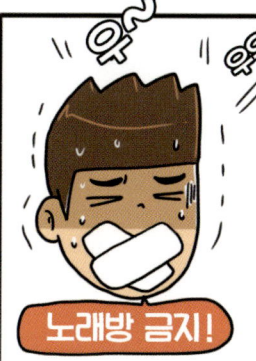
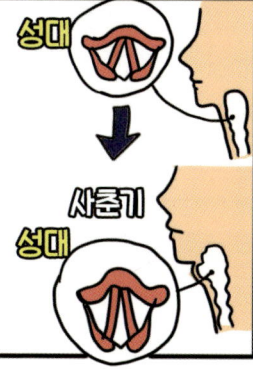

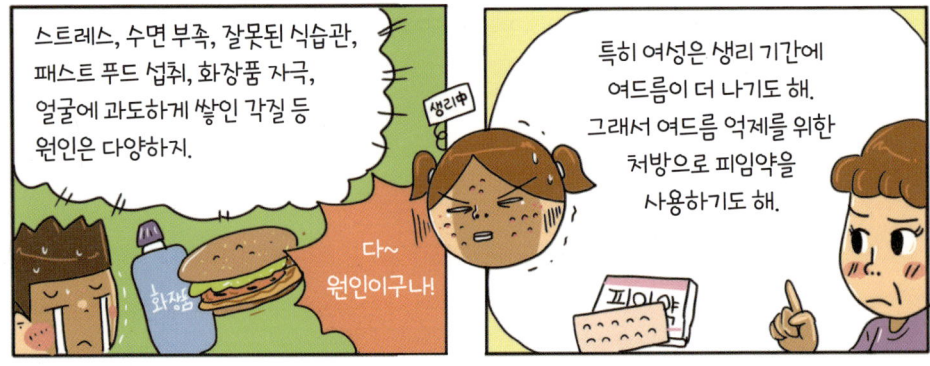

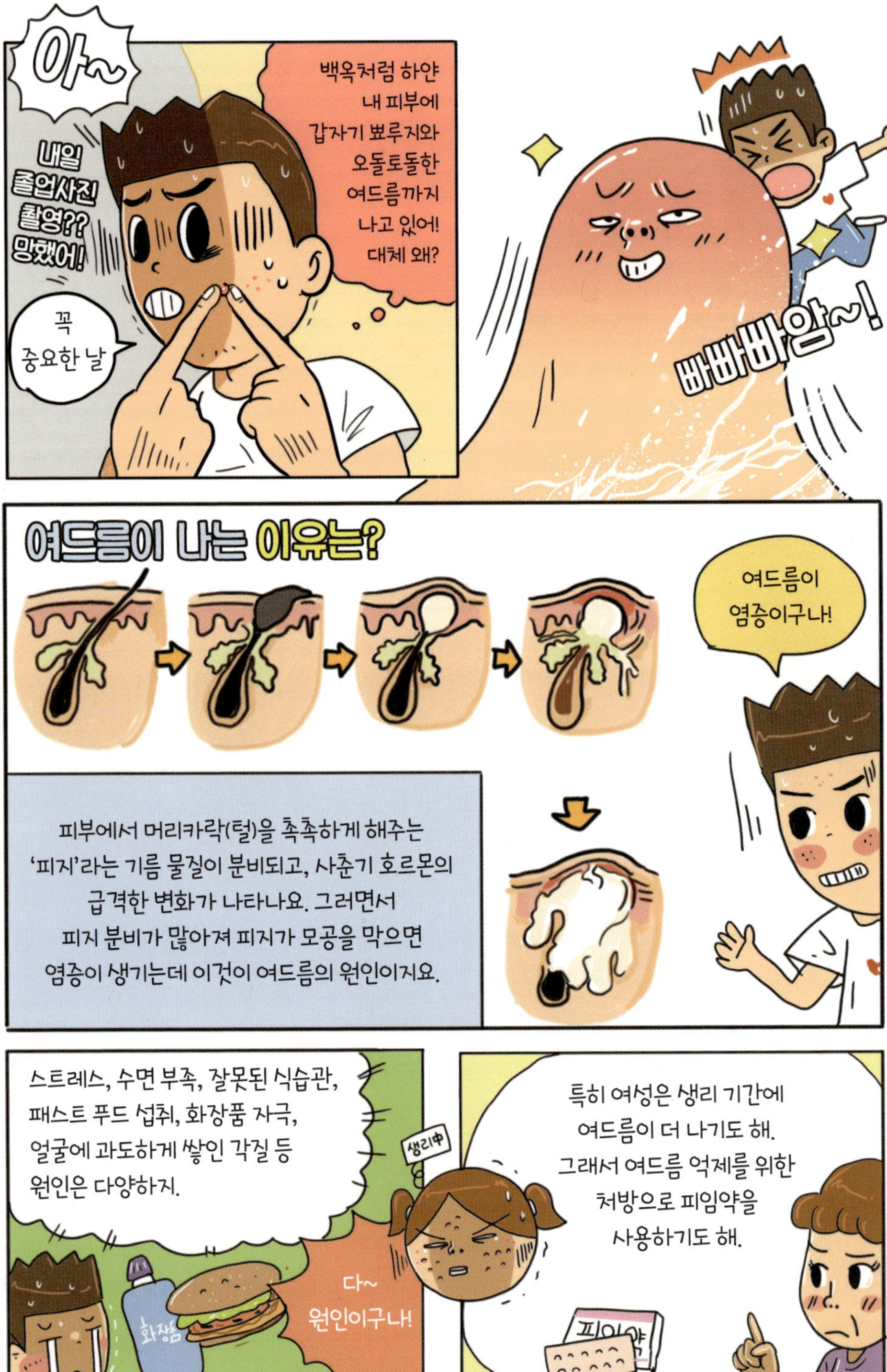

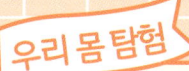 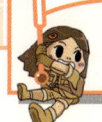

여드름 자세히 알아보자!

여드름의 종류와 특징

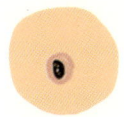 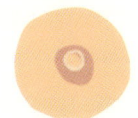 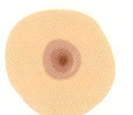 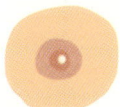 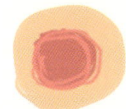

블랙헤드 — 과도하게 분비된 피지가 산화되어 검게 변한 것

화이트헤드 — 피지나 노폐물이 빠져나오지 못하고 쌓여서 생김

구진 — 붉게 부푼 상태지만 고름은 형성되지 않은 초기 여드름

농포 — 중앙 부위에 고름이 맺혀 있는 염증성 여드름

결절 — 통증을 동반하며 단단하게 만져지는 붉은 여드름

얼굴 부위별 여드름의 증상과 원인

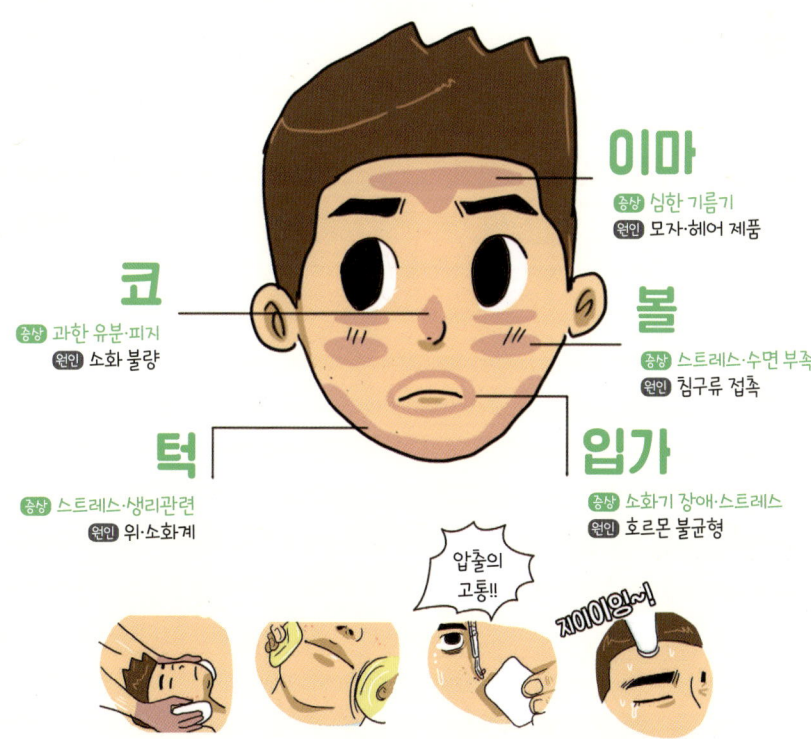

이마 — 증상: 심한 기름기 / 원인: 모자·헤어 제품

코 — 증상: 과한 유분·피지 / 원인: 소화 불량

볼 — 증상: 스트레스·수면 부족 / 원인: 침구류 접촉

턱 — 증상: 스트레스·생리관련 / 원인: 위·소화계

입가 — 증상: 소화기 장애·스트레스 / 원인: 호르몬 불균형

압출의 고통!!

지이잉~!

여드름으로 병원에 가면 먹는 약과 바르는 약을 처방받거나, 박피술, 레이저, 압출, 주사 등의 치료를 받을 수 있어요.

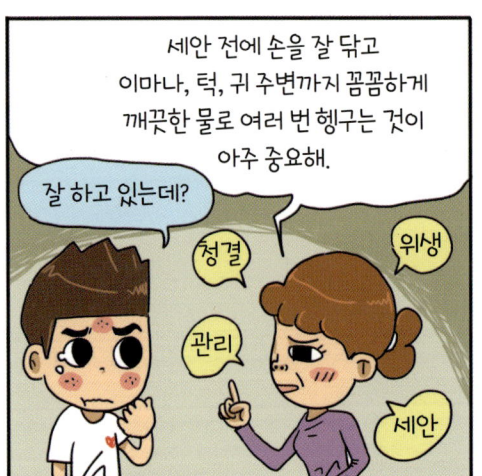
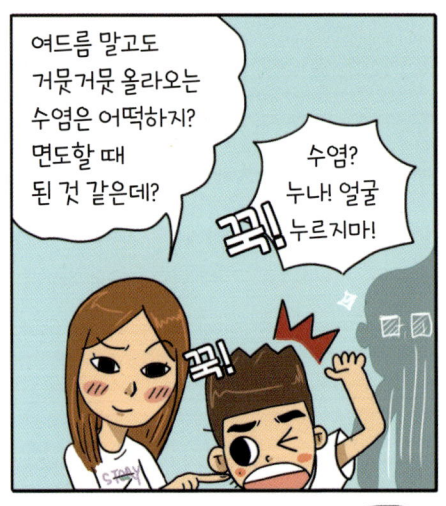
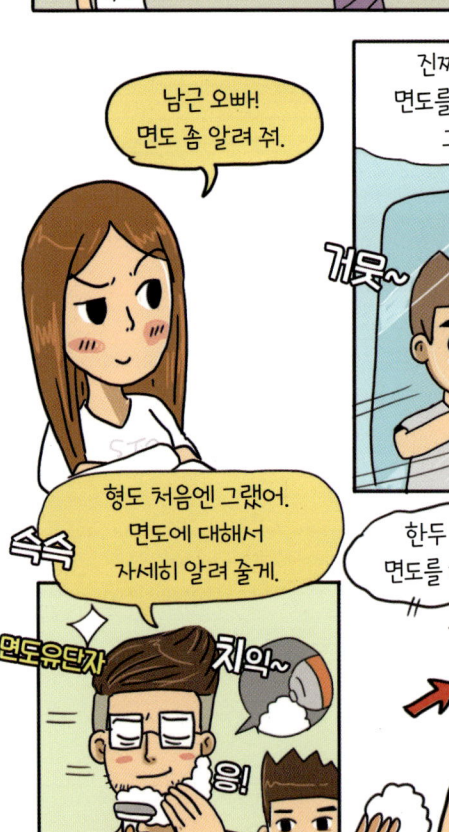
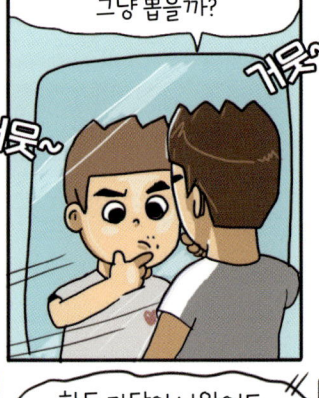
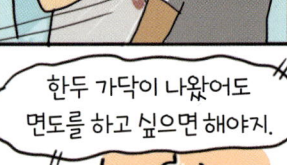
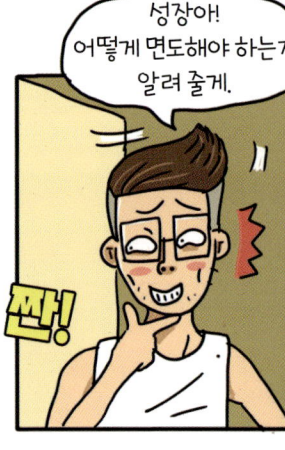
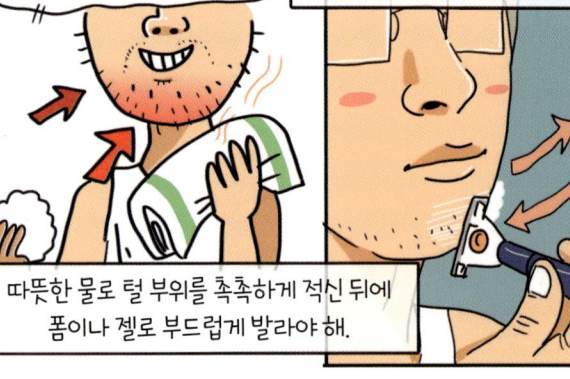

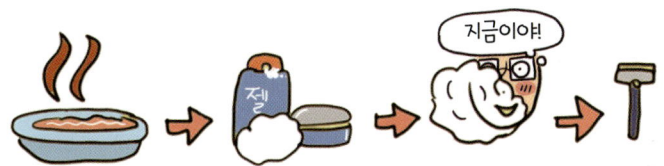

면도는 하기 전에 준비가 잘 되어 있어야 수염을 깎기 편해. 따뜻한 물로 털 부위를 촉촉하게 적셔 불린 뒤에 폼이나 젤을 바르면 상처 없이 부드럽게 면도할 수 있어. 그래서 사전 준비가 중요해!

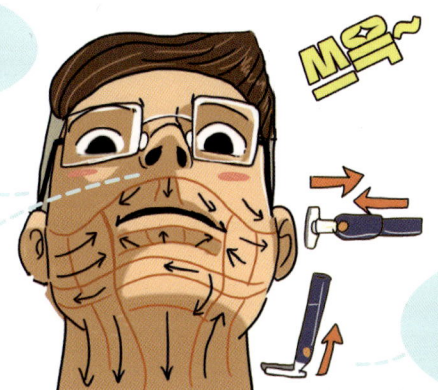

면도가 서투르니 천천히 해야 해!

처음 깎을 때는 볼에서 턱으로

코 밑에서 입술 위까지!

턱선 부분은 위에서 아래로 깎아. 턱은 반대 방향으로!

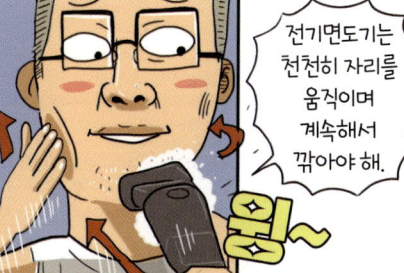

전기면도기도 마찬가지야! 피부를 손으로 가볍게 당긴 다음 면도기를 대고 수염의 흐름과 반대로 깎아.

전기면도기는 천천히 자리를 움직이며 계속해서 깎아야 해.

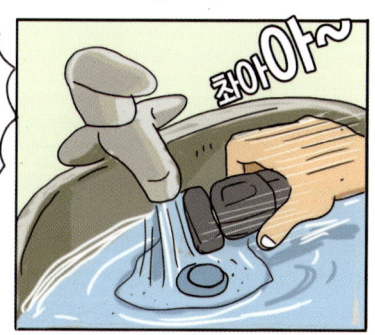

면도가 다 끝나면 면도기, 면도날을 깨끗하게 씻어 주어야 해. 피부 안정을 위해 보습제도 꼭 바르자!

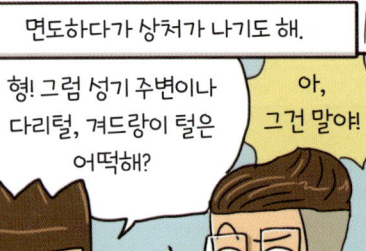
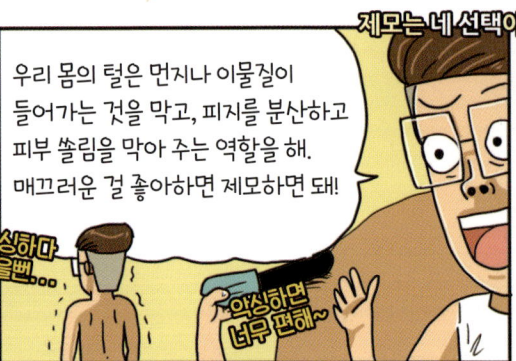
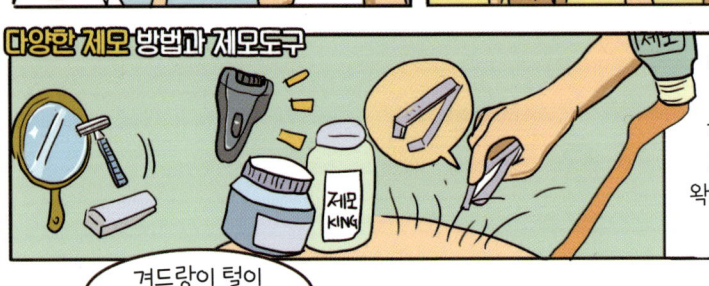
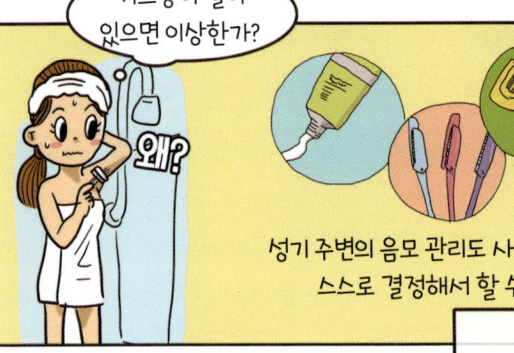
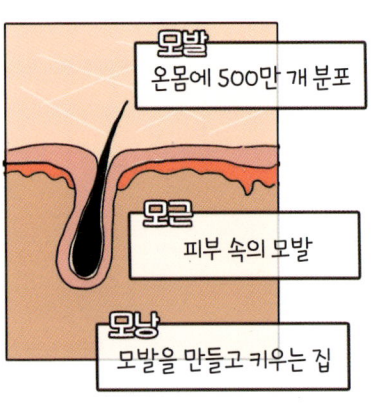
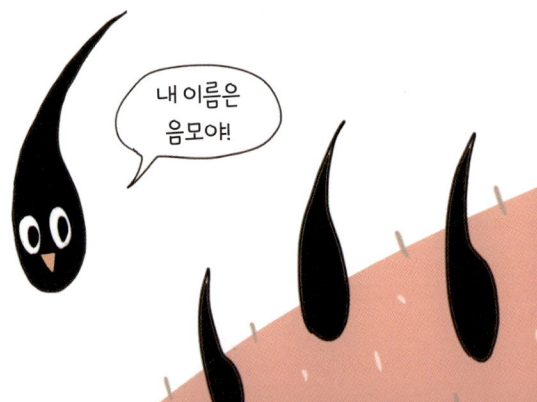

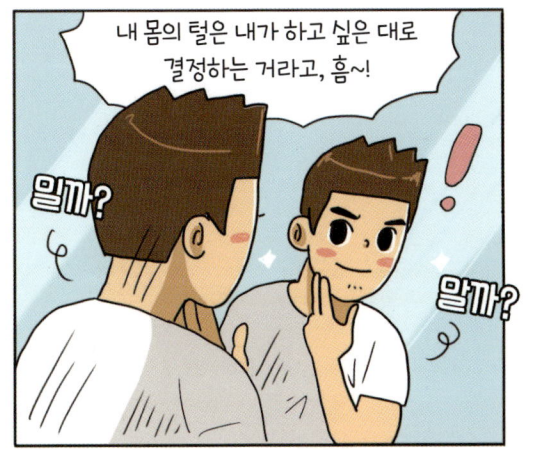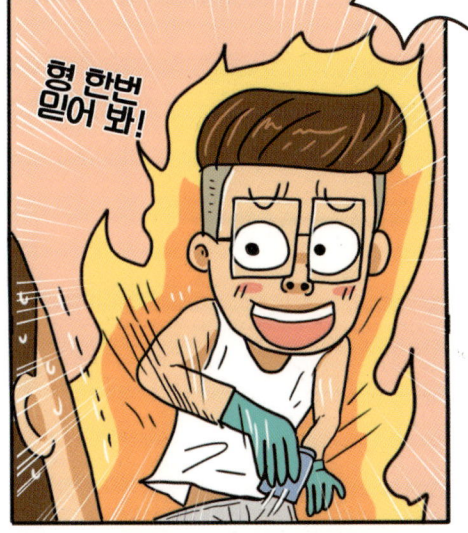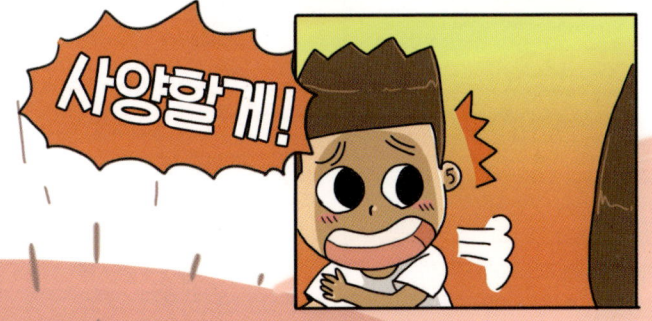

4장 남성과 여성의 차이점

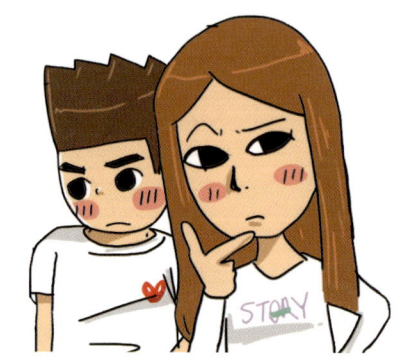
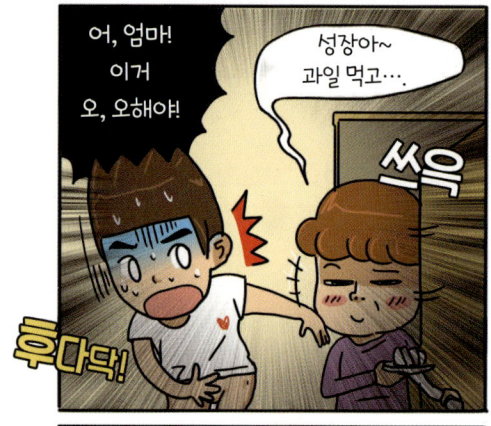
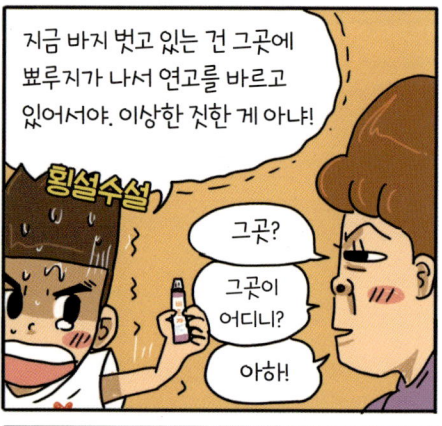
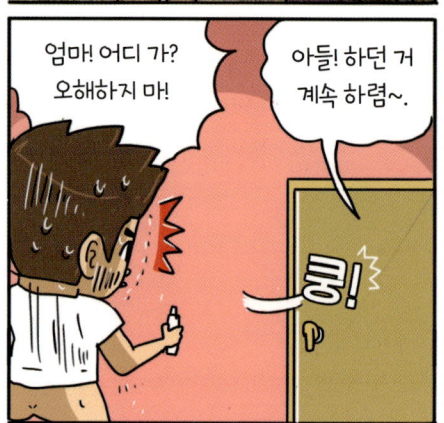
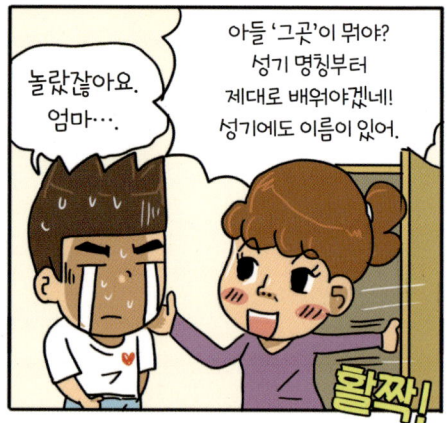

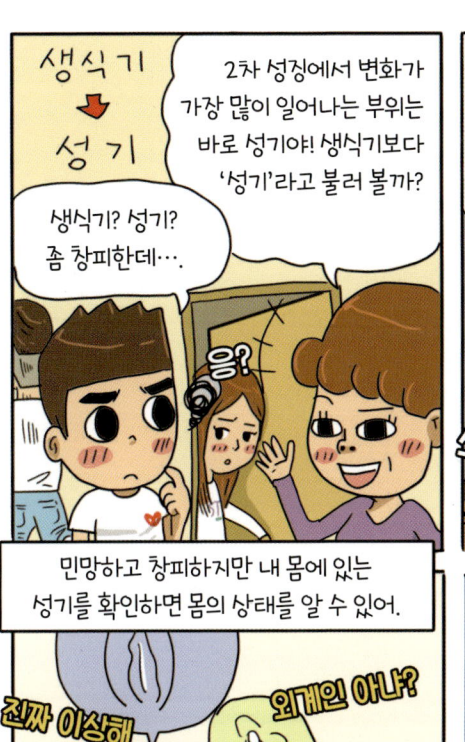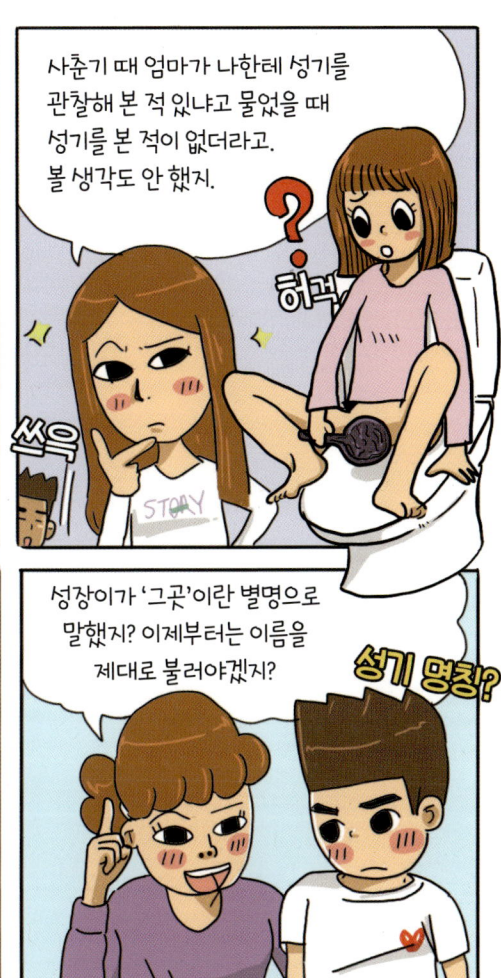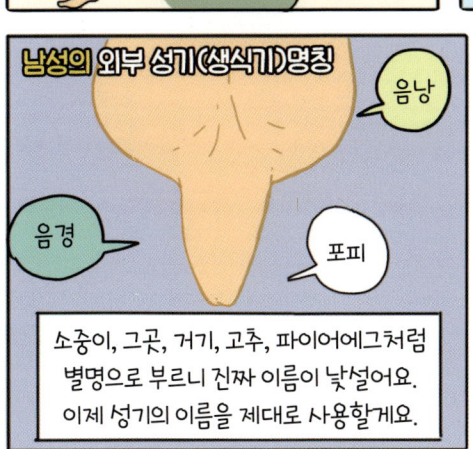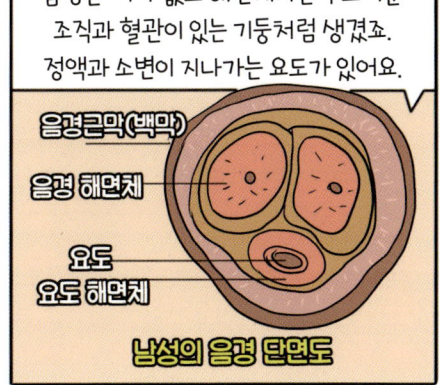

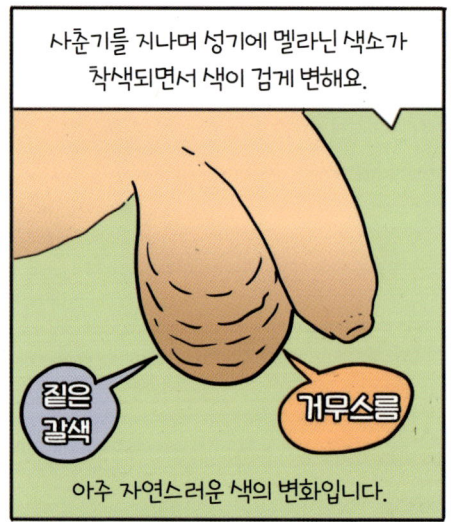
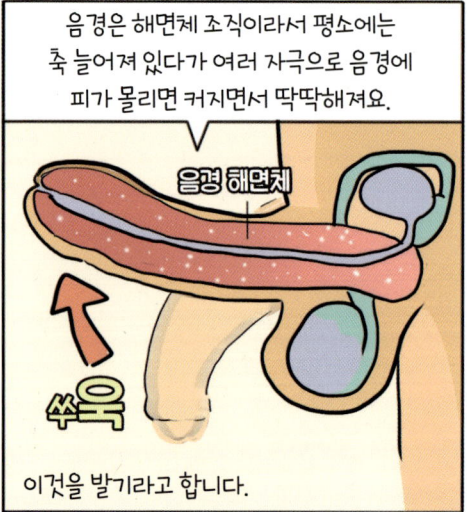
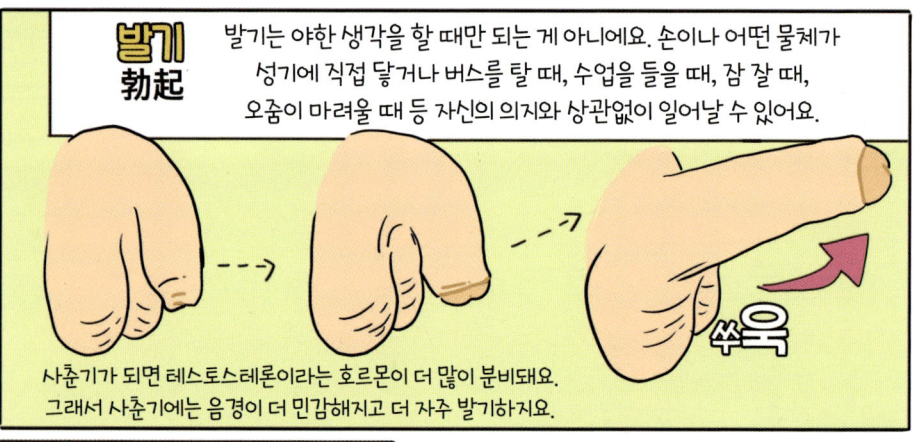
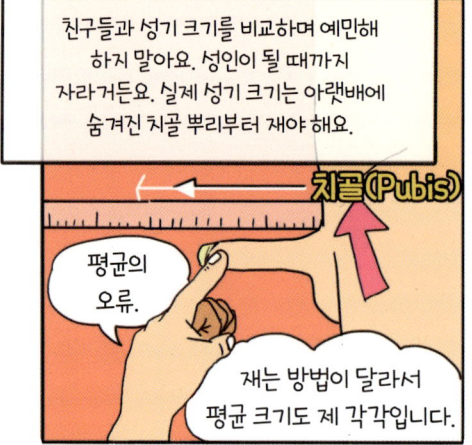
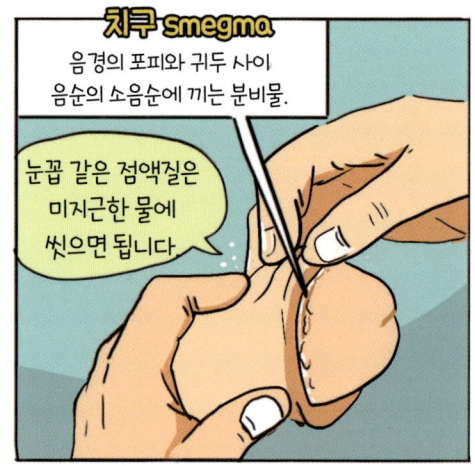

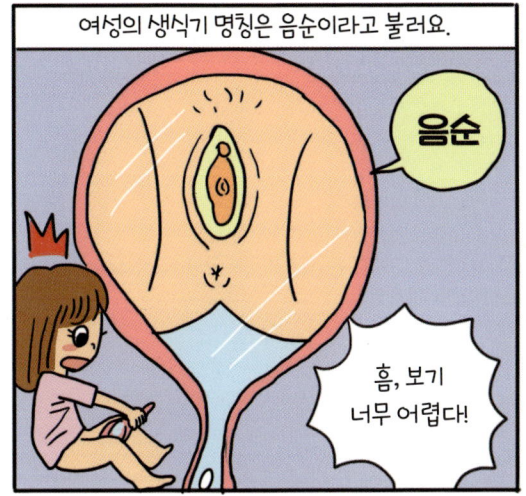
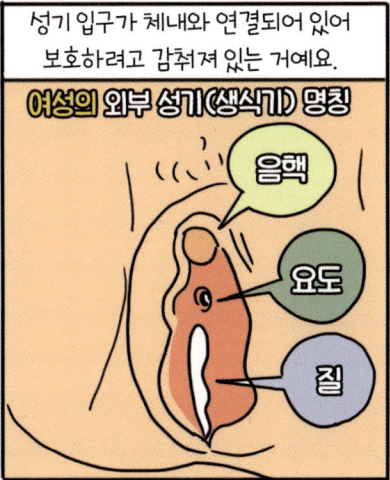
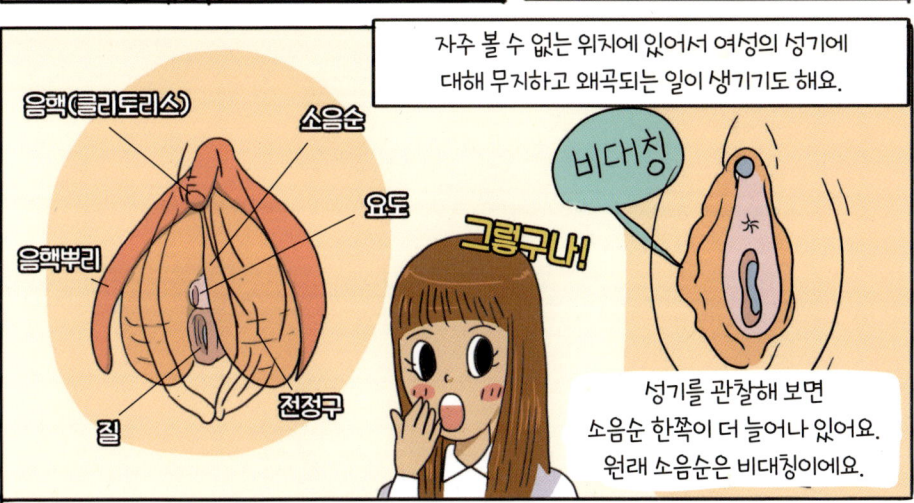
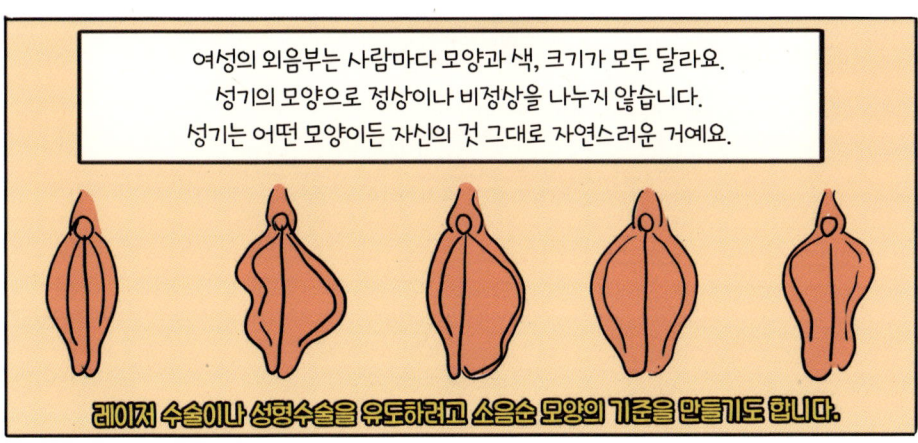

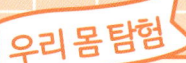

우리 몸 탐험
남성과 여성의 외부 생식기 이름

눈에 보이는 외부 생식기를 통해 건강 상태를 살피며 정확한 명칭과 기능을 알 수 있어요.

남성 외부 생식기

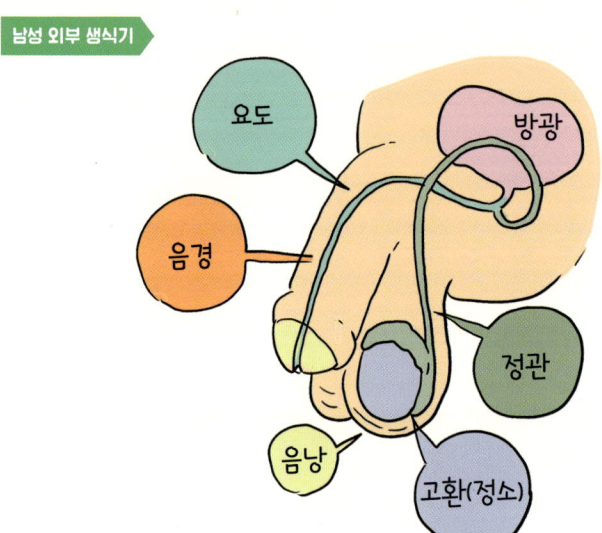

여성 외부 생식기

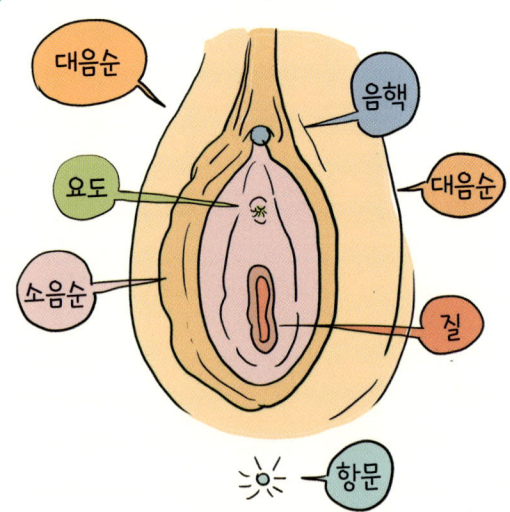

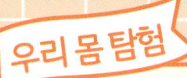

우리 몸 탐험

남성과 여성의 내부 생식기 이름

남성 내부 생식기

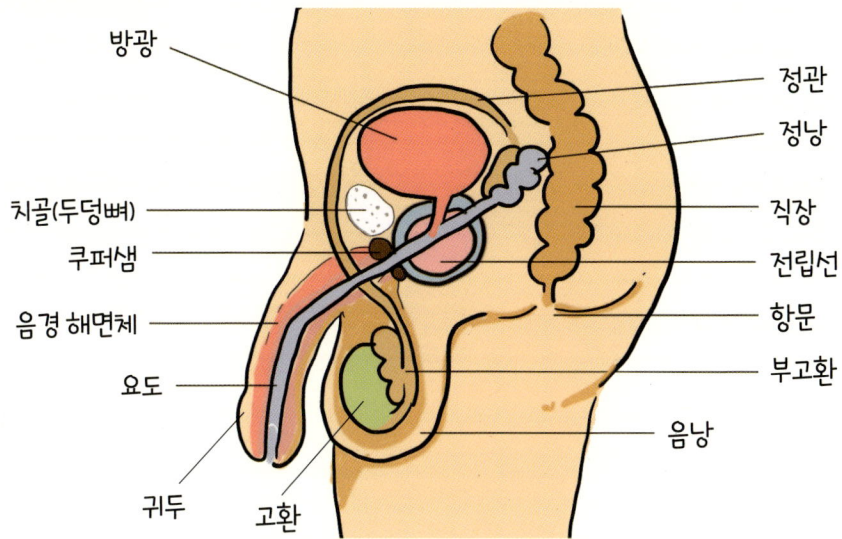

여성 내부 생식기

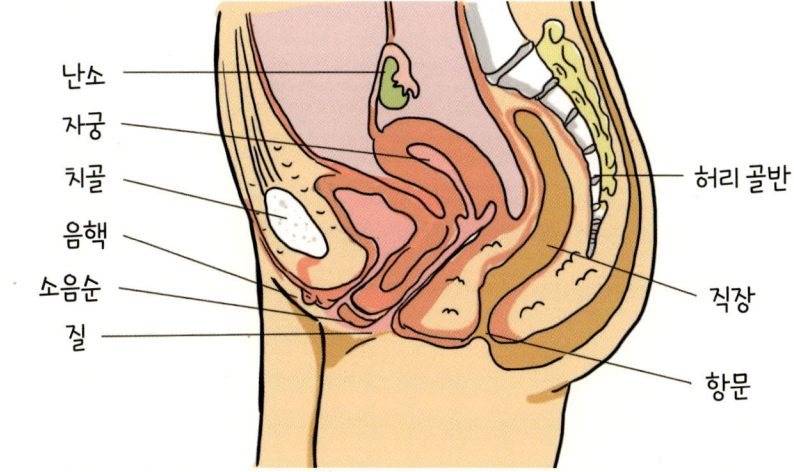

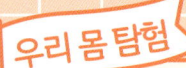

우리 몸 탐험
내부 생식기가 하는 일은?

남성 내부 생식기

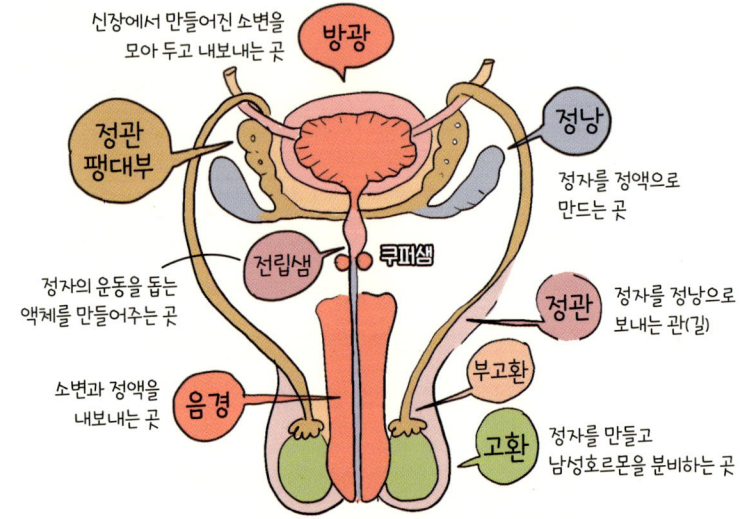

여성 내부 생식기

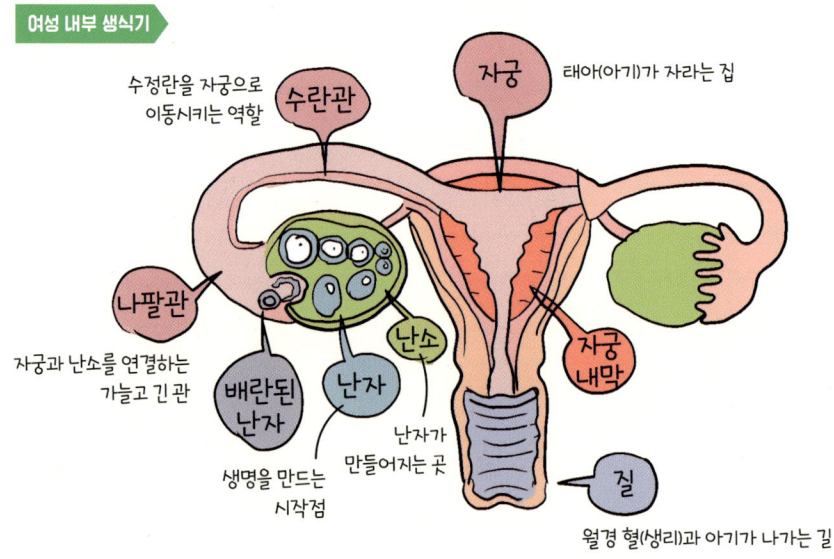

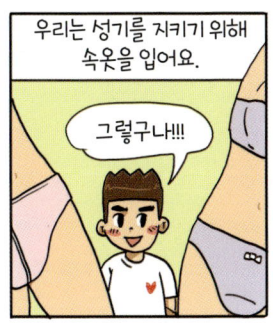 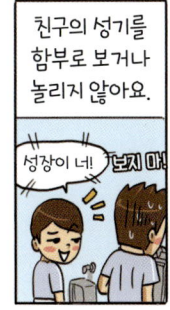 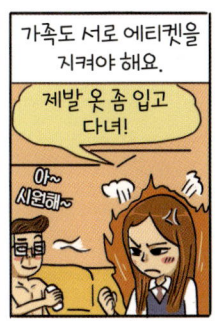

겉으로 드러나 있는 생식기 부분을 '외음부'라고 해요. 명칭부터 낯설기만 할 거예요. 남성의 외음부는 음경과 음낭을 말해요. 여성의 외음부는 음핵을 중심으로 시작되는 데 대음순이 전체를 둘러싸고 있고, 소음순으로 덮여 있는 질에서 항문까지를 가리켜요.

외음부의 시작은 바로 '치골'입니다. 순우리말로는 '불두덩'이라고 해요. 치골은 한자로 부끄러울 치(恥), 뼈 골(骨)을 사용하는데 부끄러운 곳이라고 표현해요. 부끄럽다는 뜻의 '치부'와 쓰이는 한자가 같지요. 왜 외음부가 부끄럽다는 의미로 사용되었을까요?

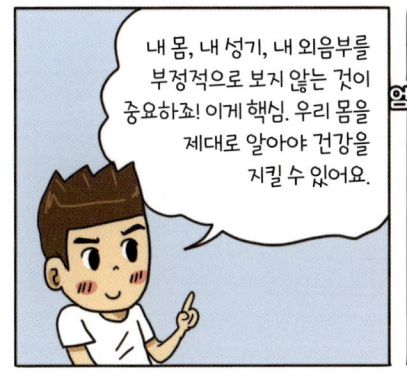 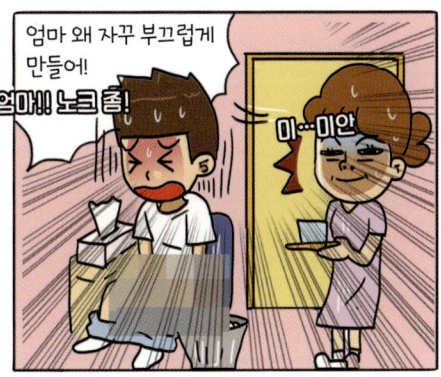

특히 여성 성기에 관하여 오해와 편견 때문에 말하기를 꺼리지요. 서양은 여성의 치골을 '비너스의 언덕'이라고 표현할 만큼 아름답게 바라보지요. 우리가 우리 몸을 부정적으로 볼 때 몸에 대한 부정성이 생긴답니다. 그래서 외음부에 나타나는 증상을 이야기하지 못하고 부끄러워하는 경우가 많아요.

보기 힘들어서 더 외면하고, 관심이 줄어들어 꺼리

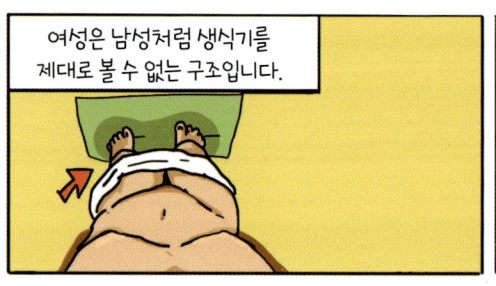
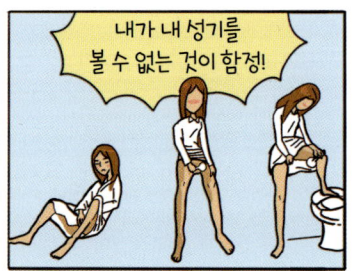

게 되는 것이죠. 그래서 불편하거나 아파도 창피해서 참다가 병을 키우고 난 뒤에 병원에 가는 사람들이 많아요. 이제 외음부를 제대로 바라보아요.

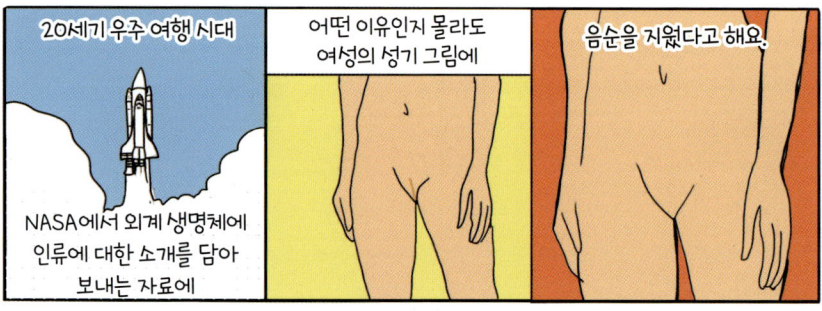

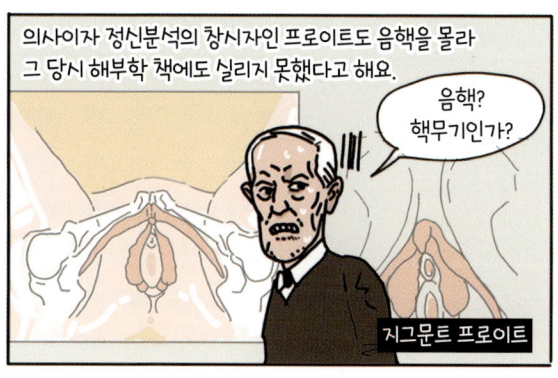

오스트리아의 신경과 의사이자 정신분석의 창시자인 프로이트조차도 여성의 성기(음핵)에 대해 잘 몰랐어요.

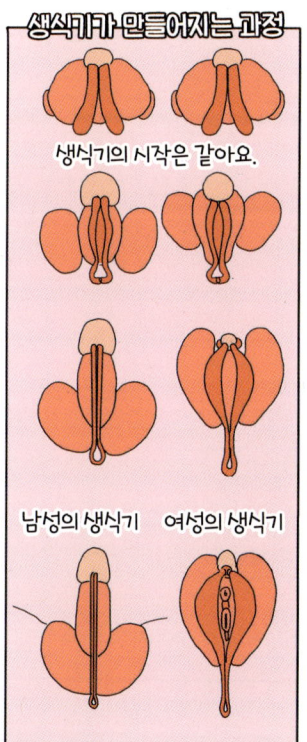

그런데 태아가 생길 때 생식기는 같은 조직으로 시작해, 음경과 음순으로 나뉘며 남성과 여성의 성기로 구분됩니다. 남성과 여성의 성기를 배우며 서로 성별의 차이는 인정하고, 성별에 따라 차별하지 않는 성 평등을 위해 노력해요.

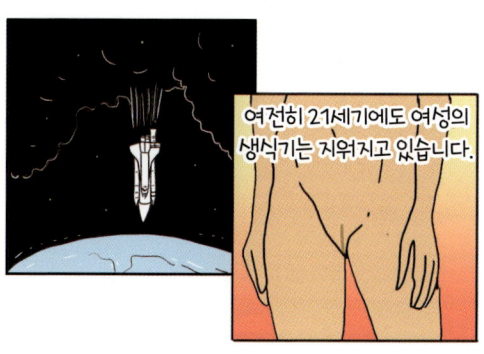

성장이의 첫 몽정

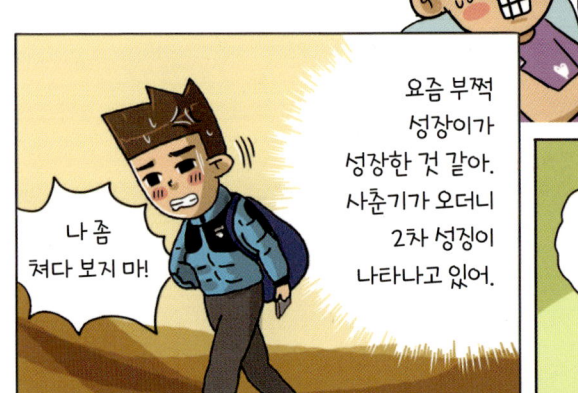
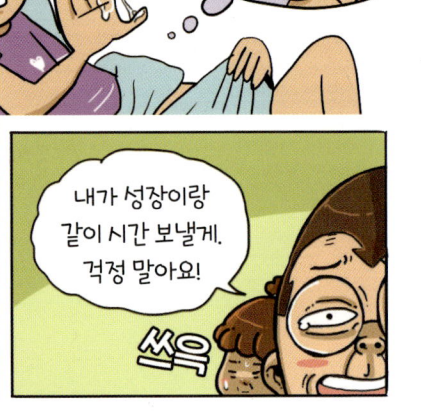
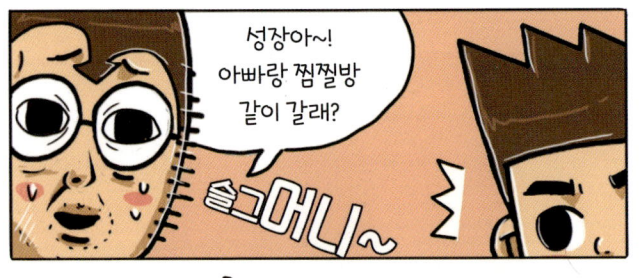
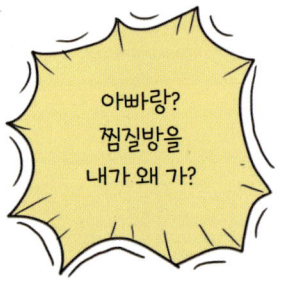
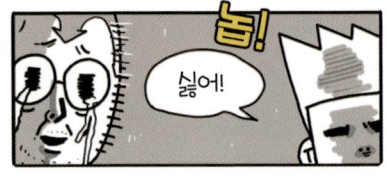
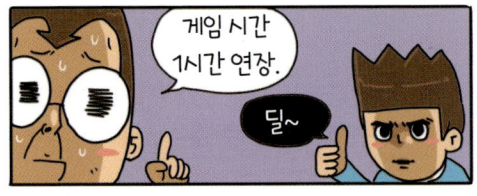

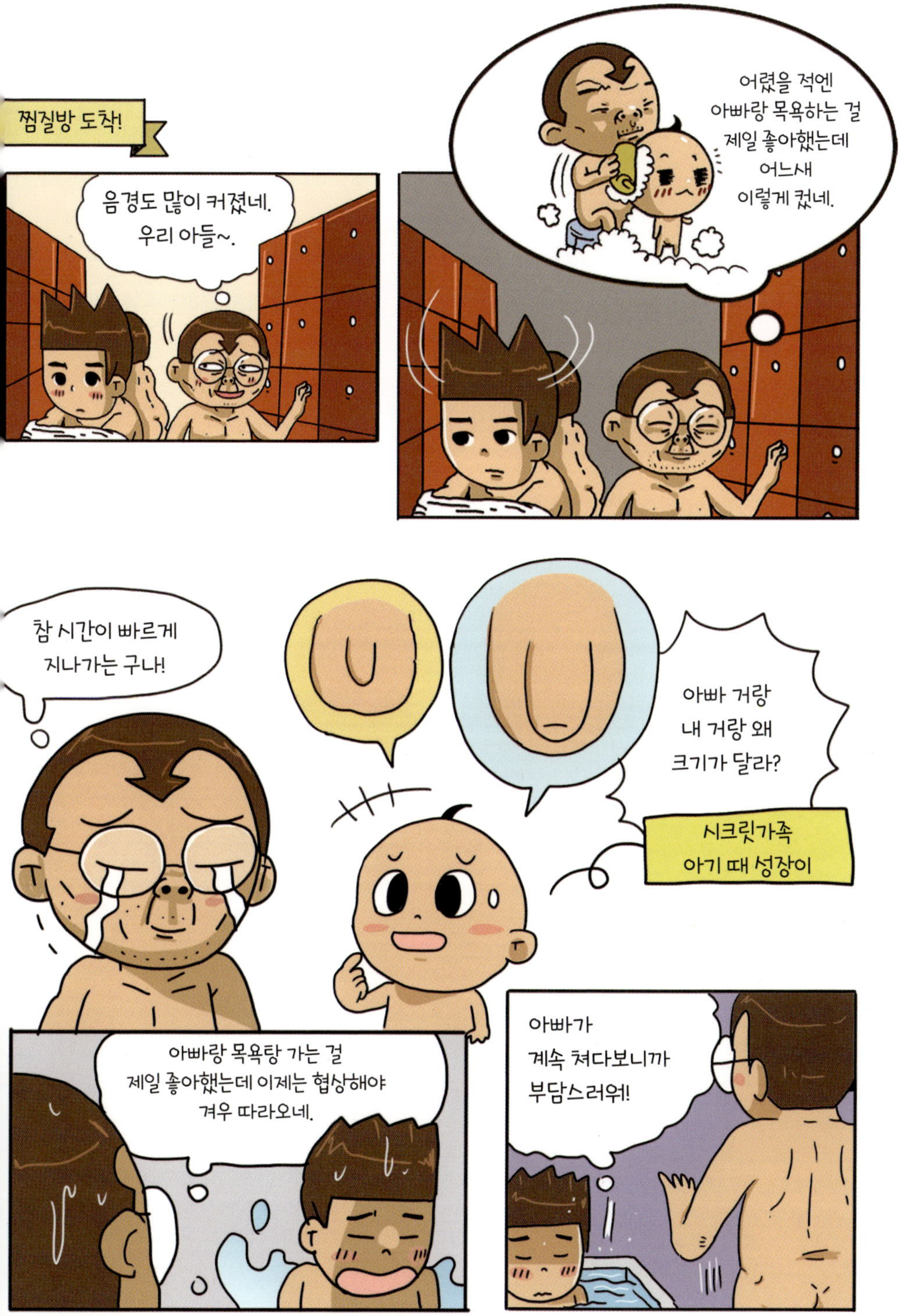

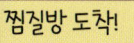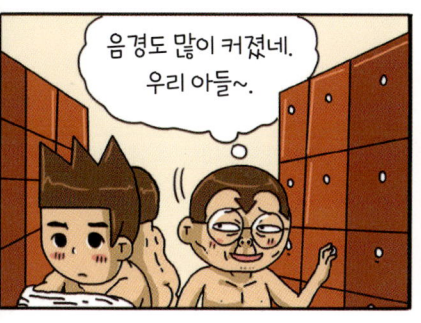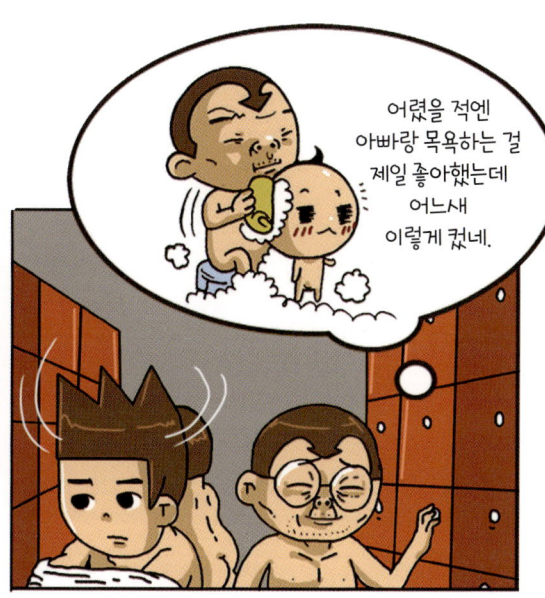

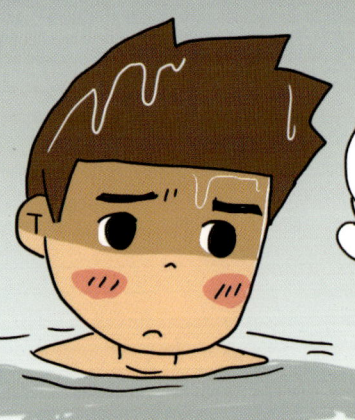

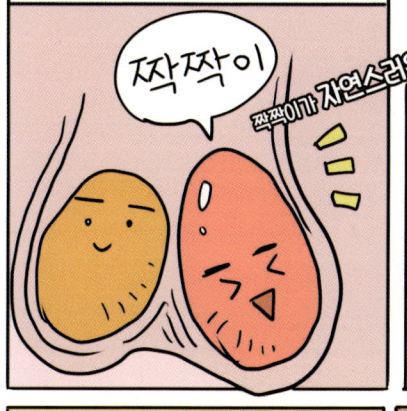
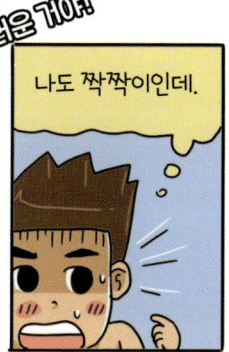
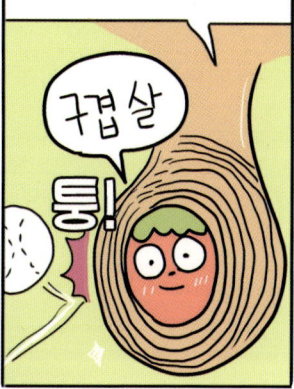
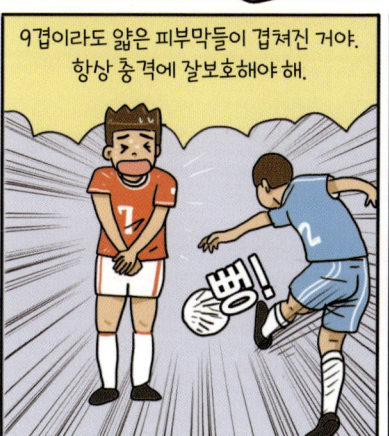
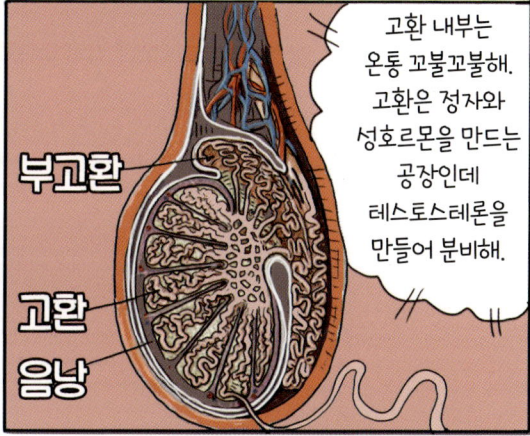
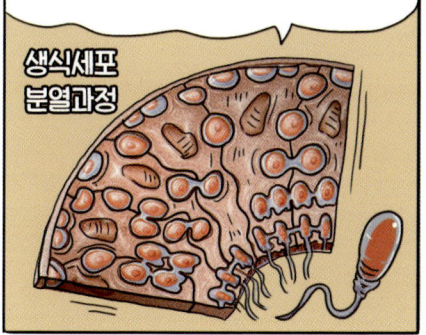
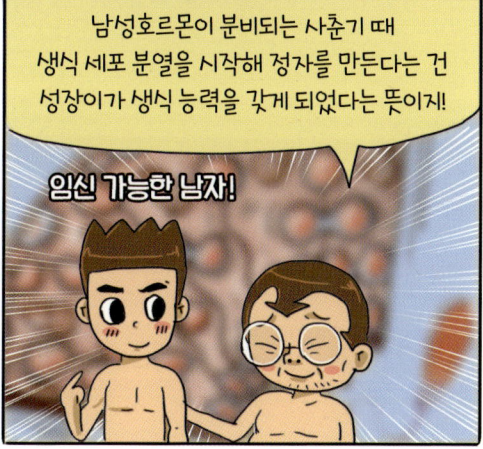

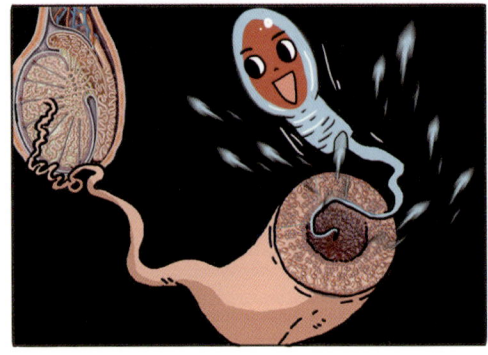
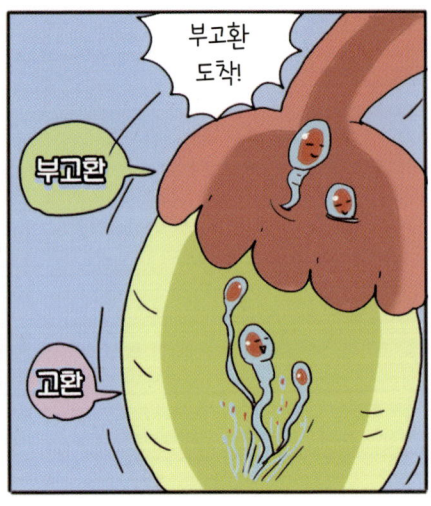
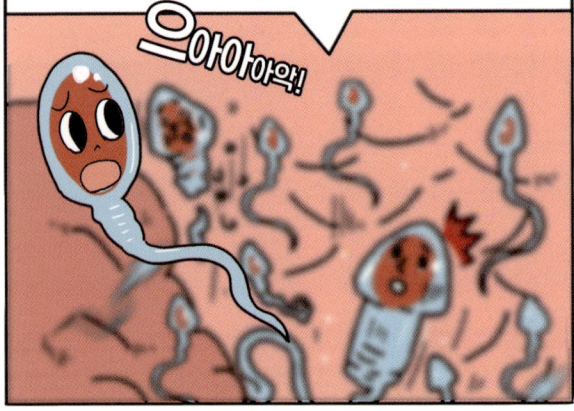
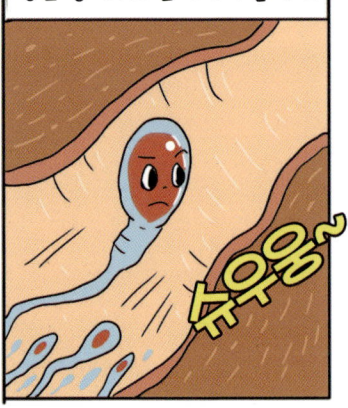
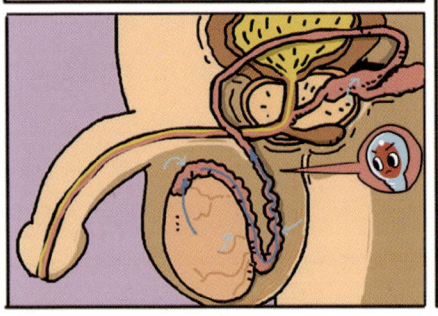
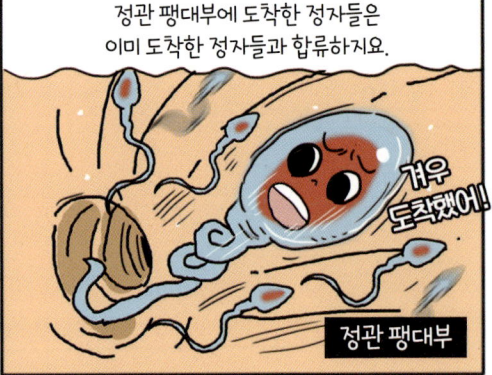

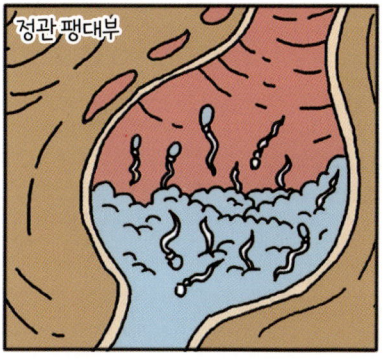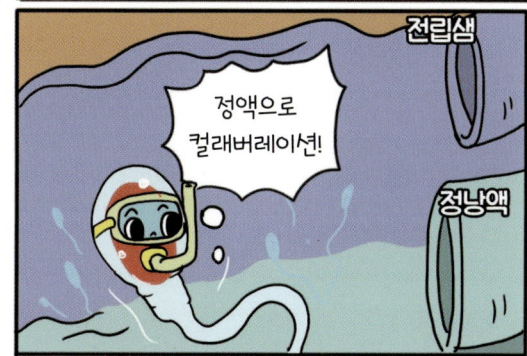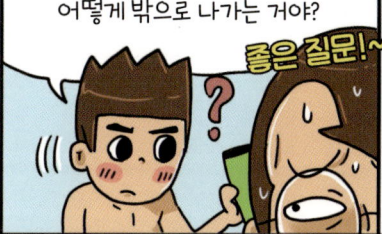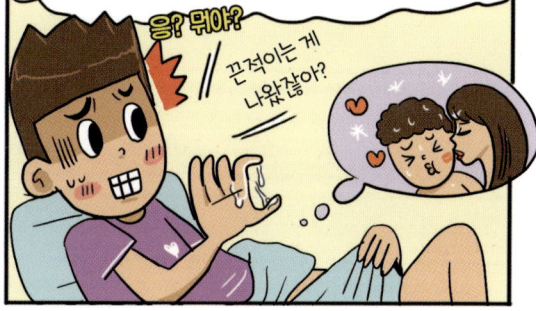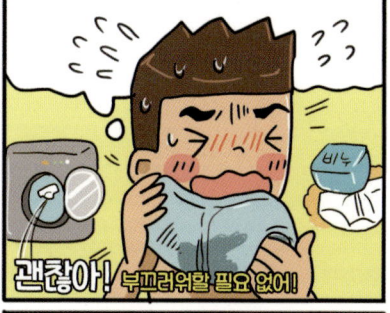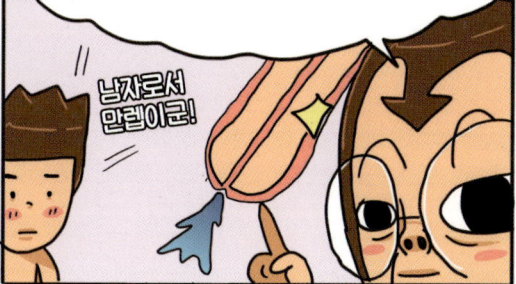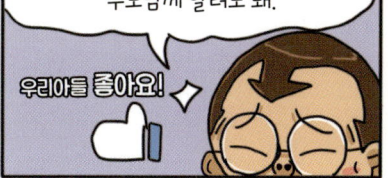

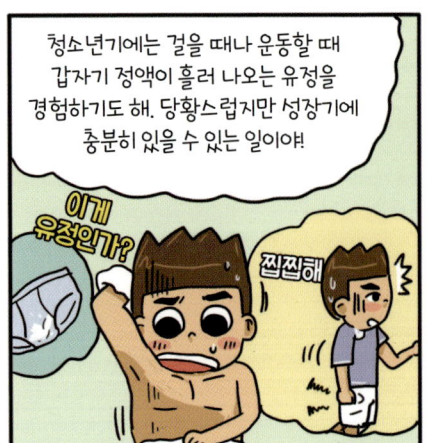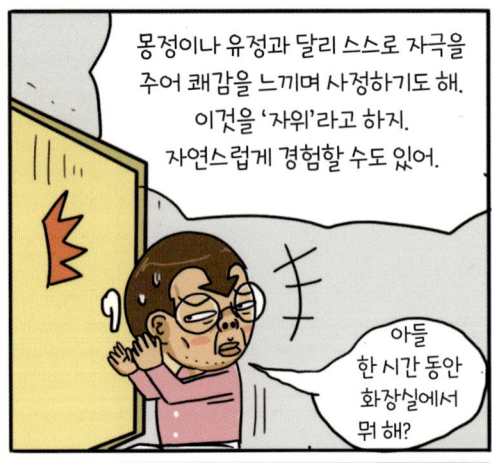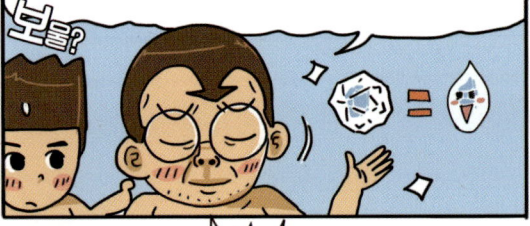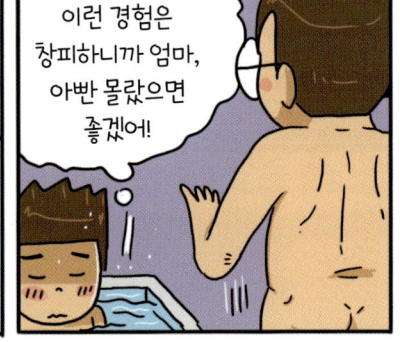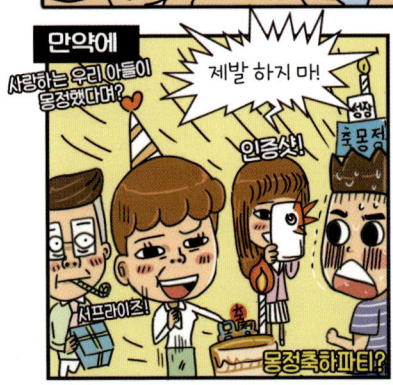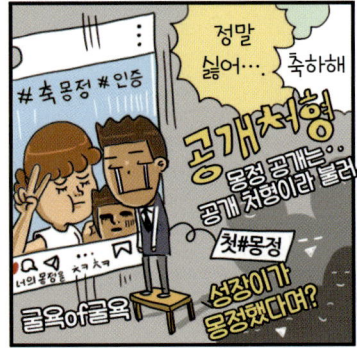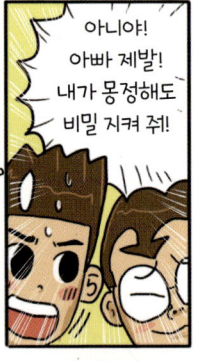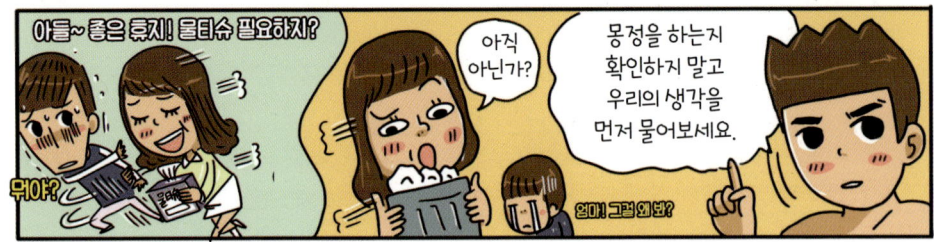

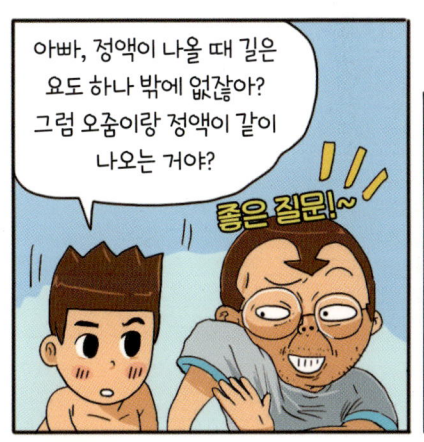
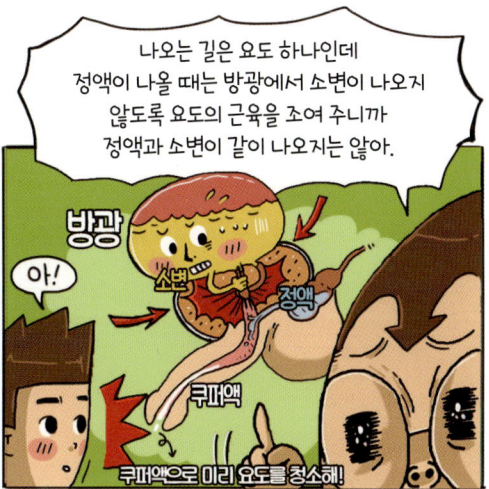
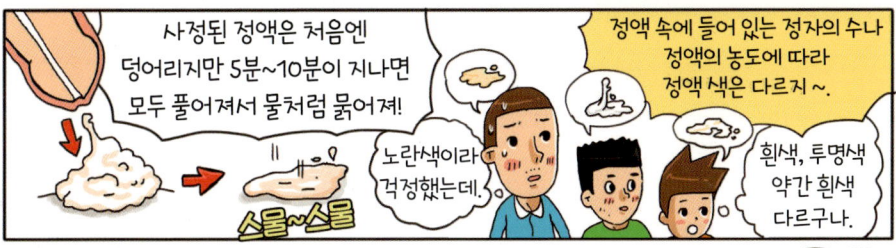
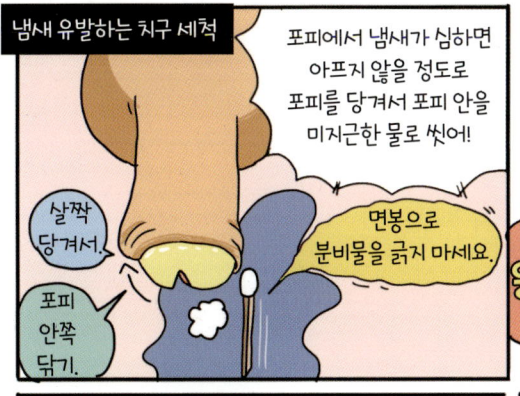
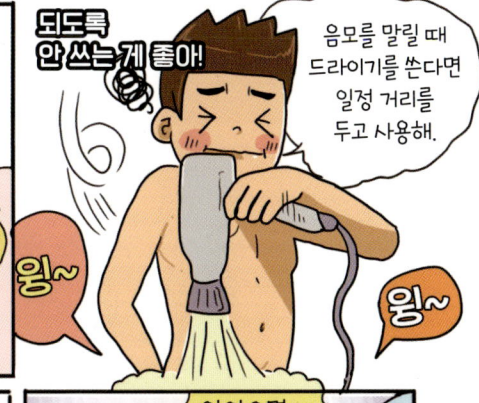
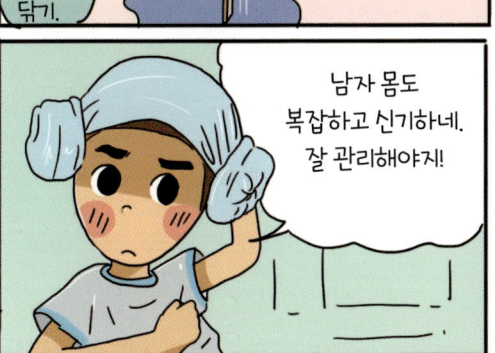
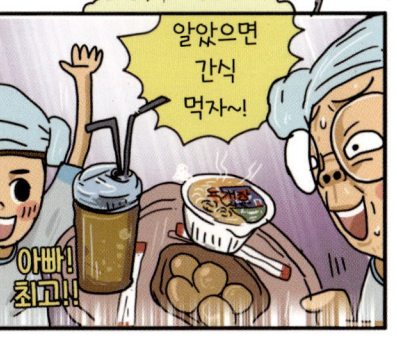

누구나 몽정을 경험하지는 않아요. 경험할 수도 있고, 안 할 수도 있어요. 만약 몽정을 경험한다면 끈적이는 액체(정액)가 우리 속옷에 묻게 되겠죠? 놀랍고 당황스럽겠지만 먼저 화장실에 가서 속옷을 물에 빨아요. 그런 다음 세탁바구니에 넣으세요.

어른이 된다는 것은 스스로 해야 할 일을 하는 걸 의미해요.
성장은 불편함을 감수하고 노력을 해야 합니다.

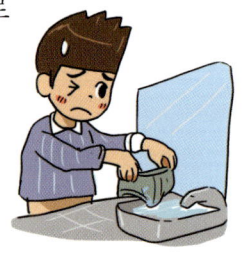 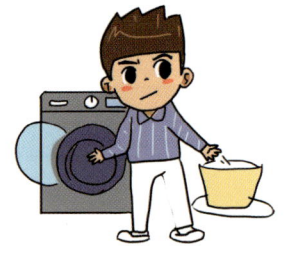

몽정을 경험한다면 부모님께 사실을 알려야 할지 고민되나요? 몽정의 경험을 말해서 어른이 된 사실을 축하받거나 인정을 받을 수 있어요. 또 세탁 도움도 요청할 수 있지요. 혹시 내가 몽정한 사실을 누군가 알게 되는 게 싫다면 굳이 말하지 않아도 돼요. 지극히 사적인 일이니까요. 결정은 스스로 내리는 거예요.

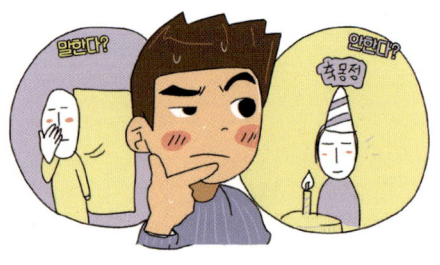

몽정 사실을 알리는 여부보다 내가 어른이 되었다는 핵심!

귀두가 포피에 덮여 밖으로 나와 있지 않은 것을 흔히 '포경' 상태라고 말해요. 흔히 포경 수술을 줄여서 '포경'이라고 부르는 데 잘못된 표현이에요. 성장기에는 포피를 뿌리 쪽으로 당겨도 귀두부가 나오지 않고 포피 안쪽 피부에 붙어 있어요. 성인이 되면서 서서히 포피와 귀두부가 자연 분리돼요.

이때, 귀두부와 포피 안쪽이 붙어 있는 상태를 '포경'이라 하고, 수술을 통해 분리시킬 때 '포경 수술'이라고 부릅니다.

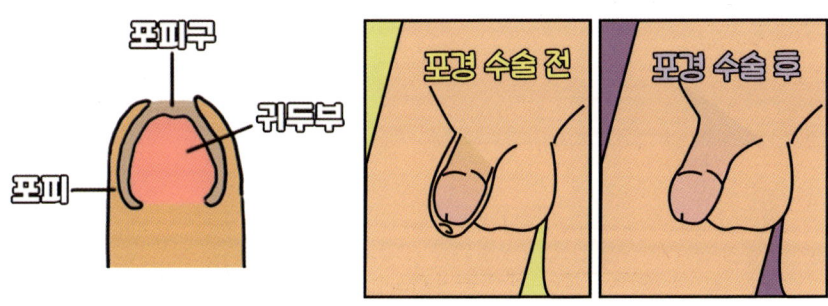

포경 수술에 관해 고민하고 있다면 자세히 알아 보고 신중하게 결정해 보세요. 자연 분리되어 포경 수술을 하지 않을 수 있고, 진료를 통해 포경 수술이 필요하다고 판단되면 그때 해요. 단, 성인이 될 때까지 충분히 고민하고 내 몸에 맞게 최선의 결정을 스스로 내리면 좋겠어요.

- 좀 더 자세히 알고 싶다면
  - 포경수술 바로알기 연구회 cafe.naver.com/nocircum
  - 대한비뇨의학회 www.urology.or.kr

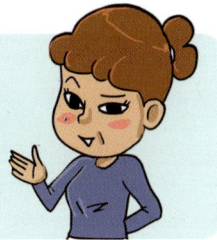

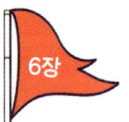

6장
가슴 발달과 브래지어

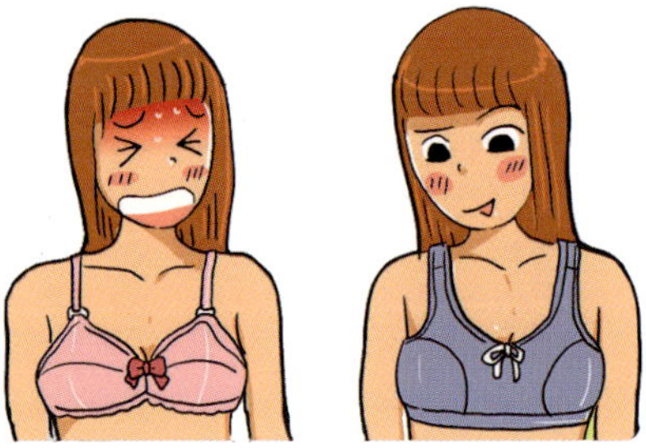

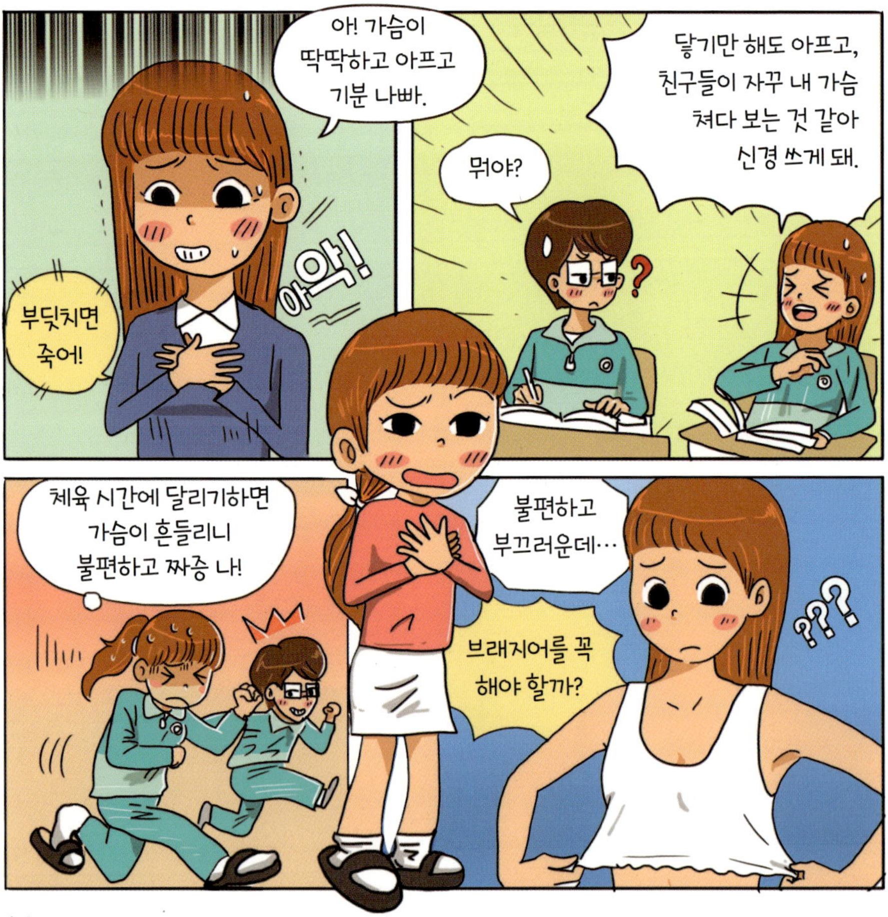

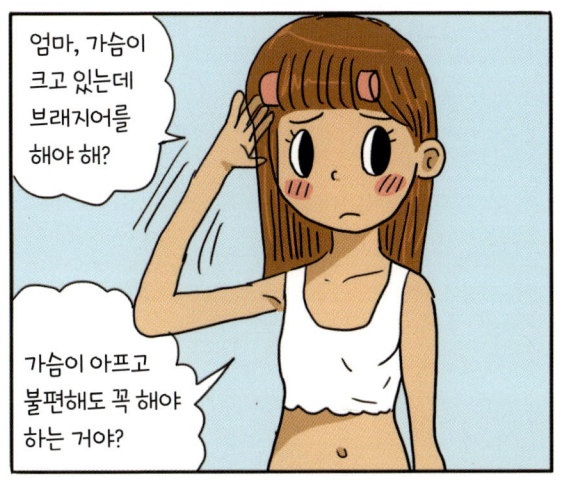
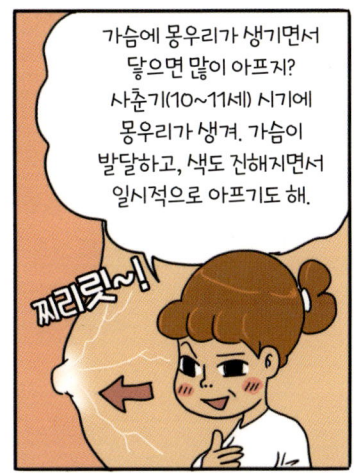
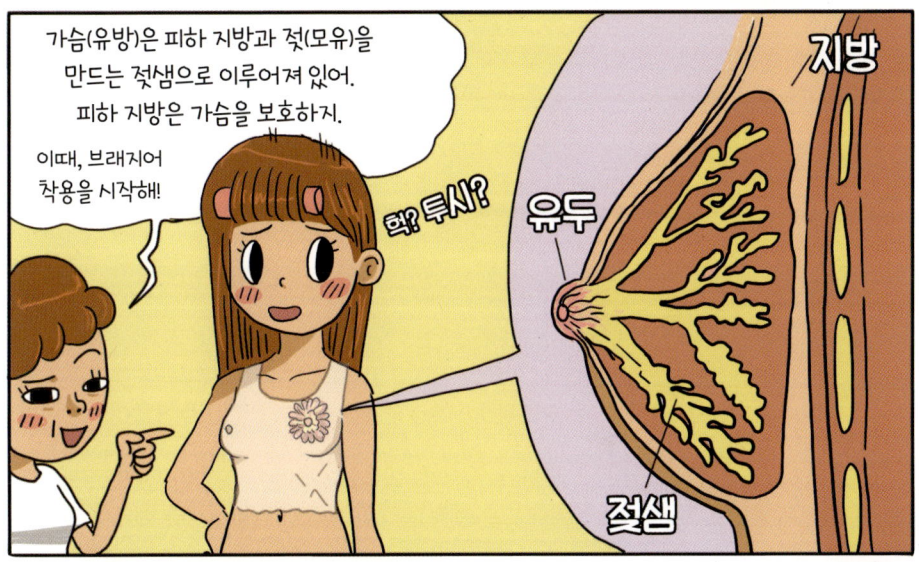
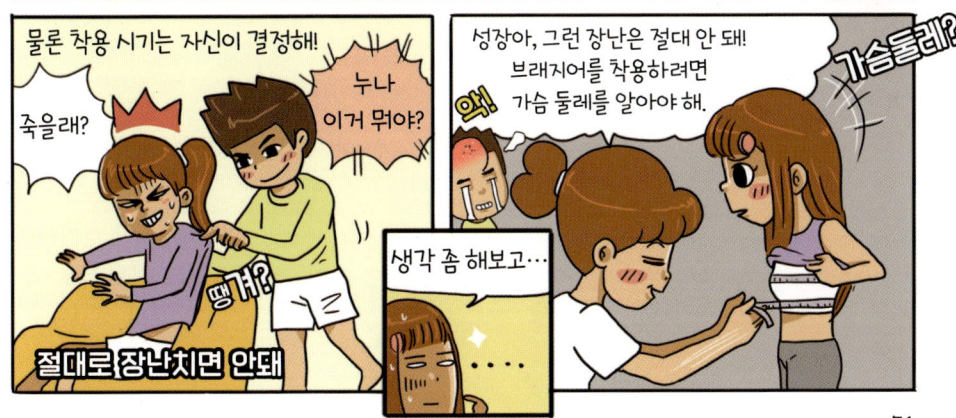

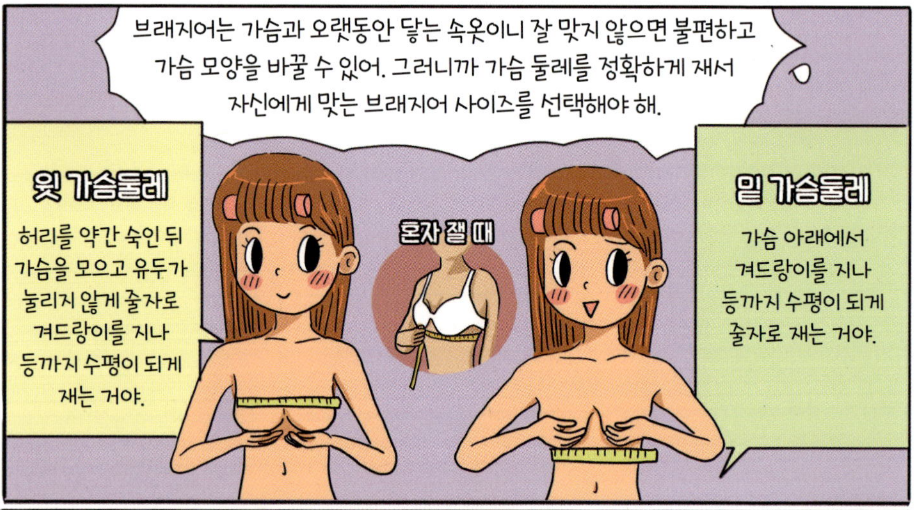

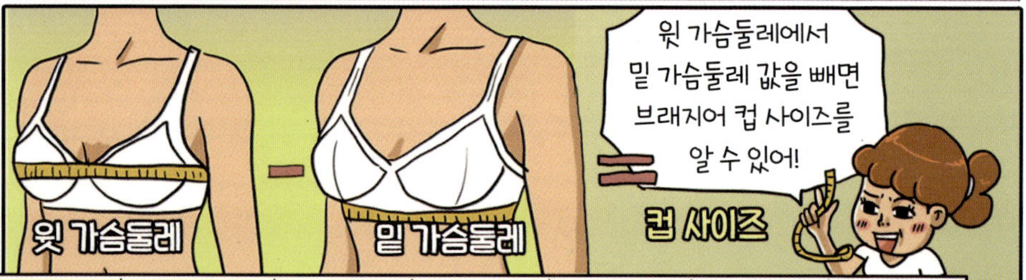

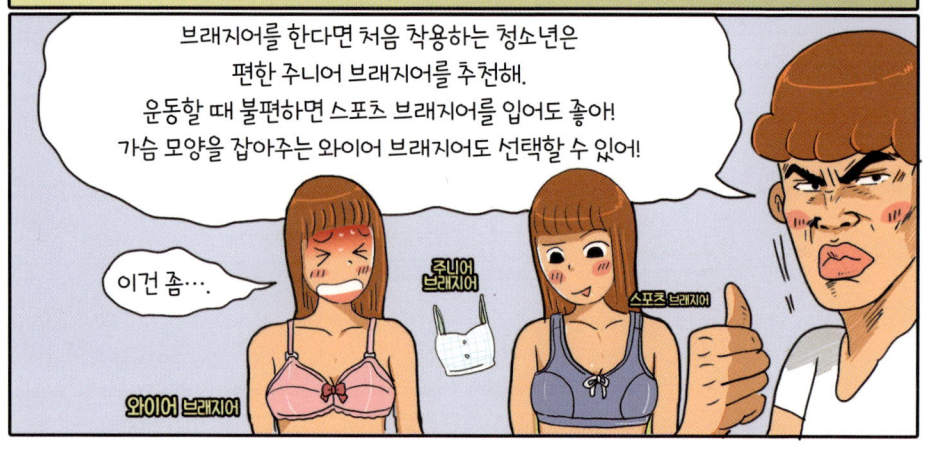

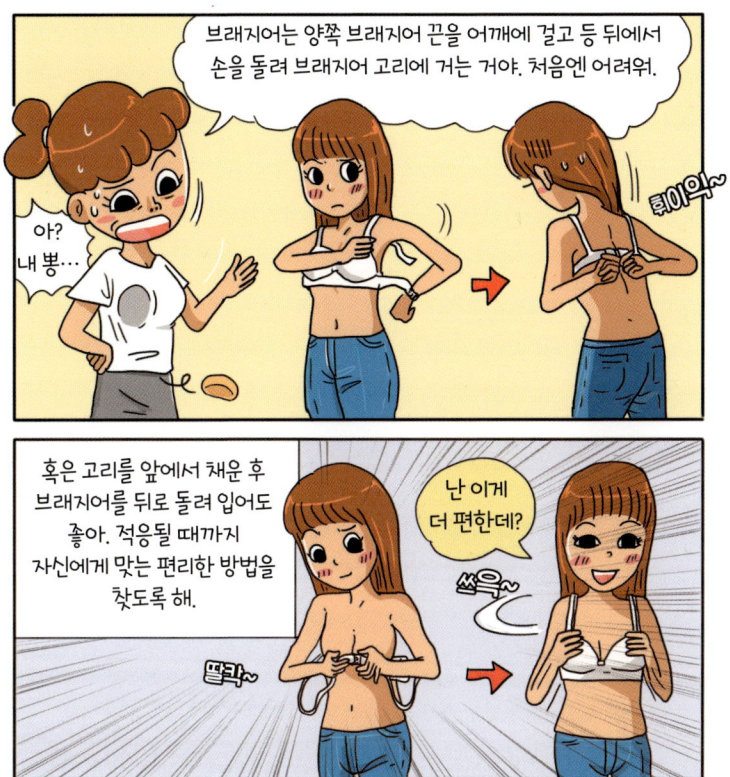

브래지어를 어떻게 착용하는지 모른다고 부끄러워하지 말아요. 누구나 처음은 있어요. 엄마와 언니, 혹은 선생님께 도움을 요청해 보세요. 초보자에게는 와이어나 등 뒤에 고리가 없는 트레이닝, 스포츠 브래지어를 추천합니다.

혼자 고민하지 마세요. 도움받을 곳도 있어요. 브래지어 착용이 서투르고 적응되지 않겠지만, 시행착오를 통해 익숙해지면서 나만의 착용 방법을 찾을 거예요.

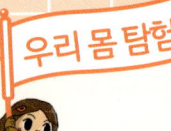

우리 몸 탐험

여성의 가슴 발달 과정

생리 전(초경하기 2~3년 전부터 발달 시작) 가슴이 형성되면서 아프기 시작해요. 하지만 걱정하지 말아요! 통증을 줄이는 방법도 있고, 또 금방 사라지니까요. 가슴은 보통 지방량이 증가하는 13~15세부터 발달하기 시작해요. 가슴 발달은 사람마다 차이가 있고, 성장의 단계에서 다르게 나타나지요. 다른 사람과 비교하는 것보다 나의 성장 단계를 확인하는 게 더 중요해요.

〈태너 가슴 발달 5단계 순서〉

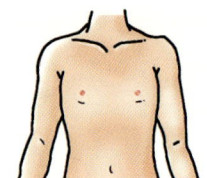 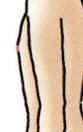 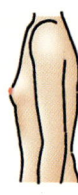 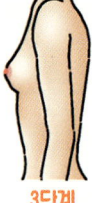 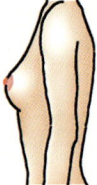 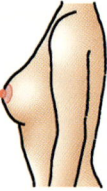

1단계 (정면) | 1단계 (측면) | 2단계 | 3단계 | 4단계 | 5단계

	연령(평균)	가슴	연령(평균)	음모
1단계		변화 없다		없다
2단계	11.1	젖꼭지, 가슴 약간 돌출	12.9	없다
3단계	12.6	가슴이 더 커진다	14.2	털이 많아지고 곱슬곱슬해짐
4단계	14.2	유두가 더 나온다	15.1	털이 나는 범위가 좁다
5단계	15.7	가슴이 더 커진다	16	털이 나는 범위가 넓어짐

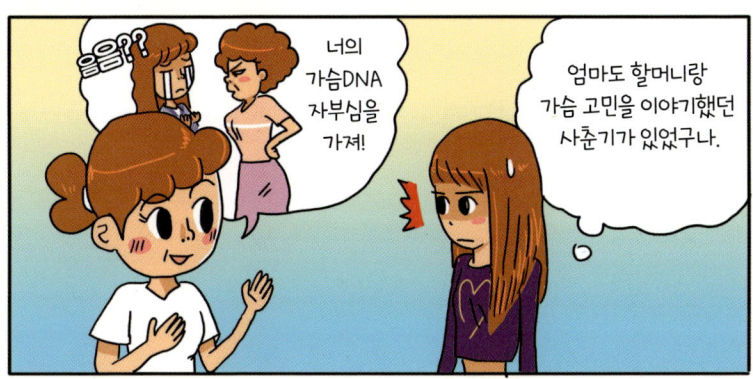

브래지어는 가슴을 보호하고 자라는 시기에 모양과 자리를 잡아주는 역할을 해요. 속옷의 한 종류인 브래지어는 언제, 어떻게 입을지 스스로 결정하면 돼요. 잠을 잘 때 벗는 사람도 있고, 입기 싫은 사람은 안 입기도 하지요.

브래지어를 착용하거나 도움이 필요할 때 요청하는 걸 부끄러워하지 말아요. 성장기에는 친구들과 가슴 크기를 비교하지 않아요. 내가 성장하는 것에만 의미를 두세요.

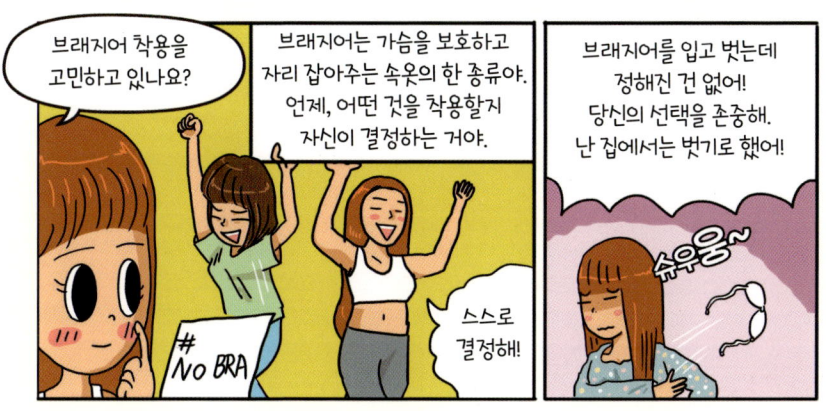

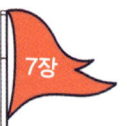

생리를 시작한 성탄!

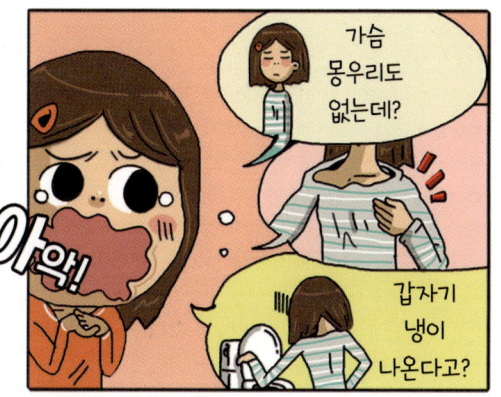
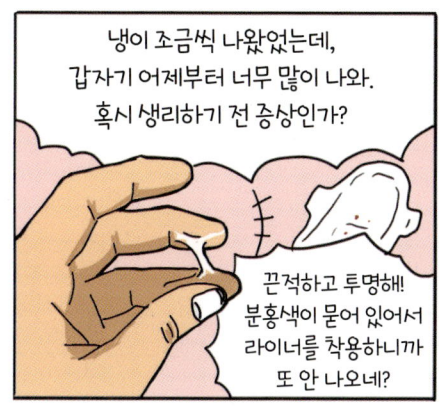
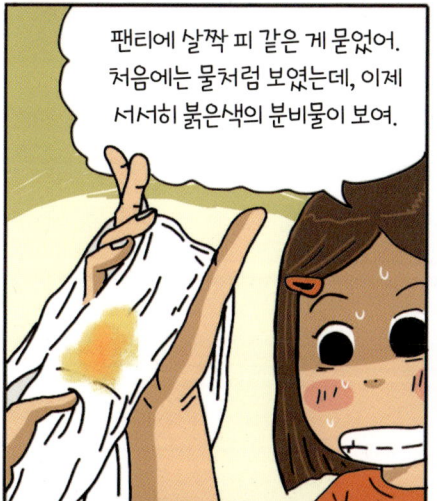
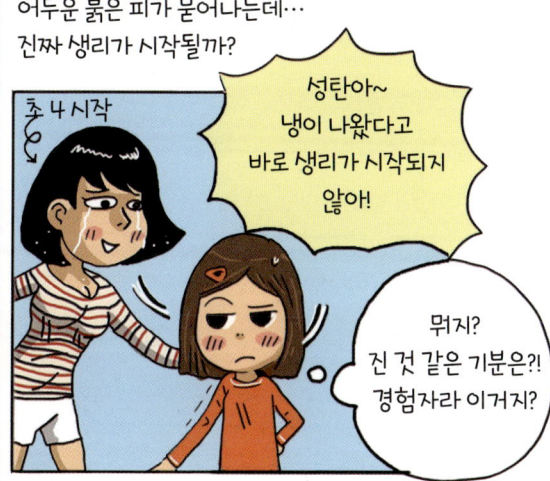
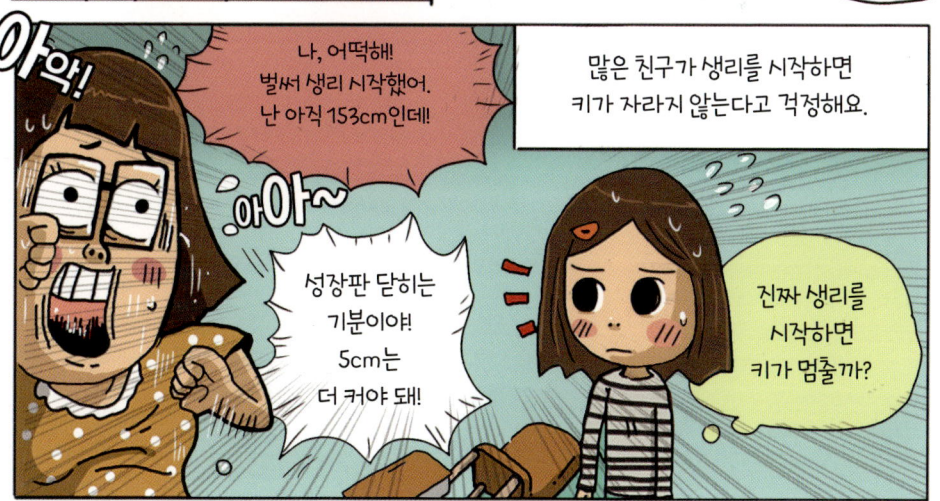

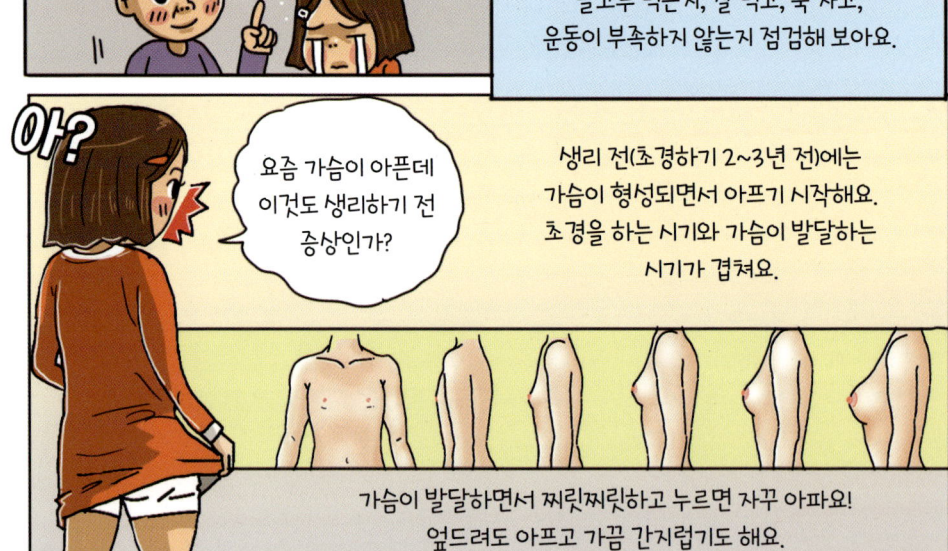

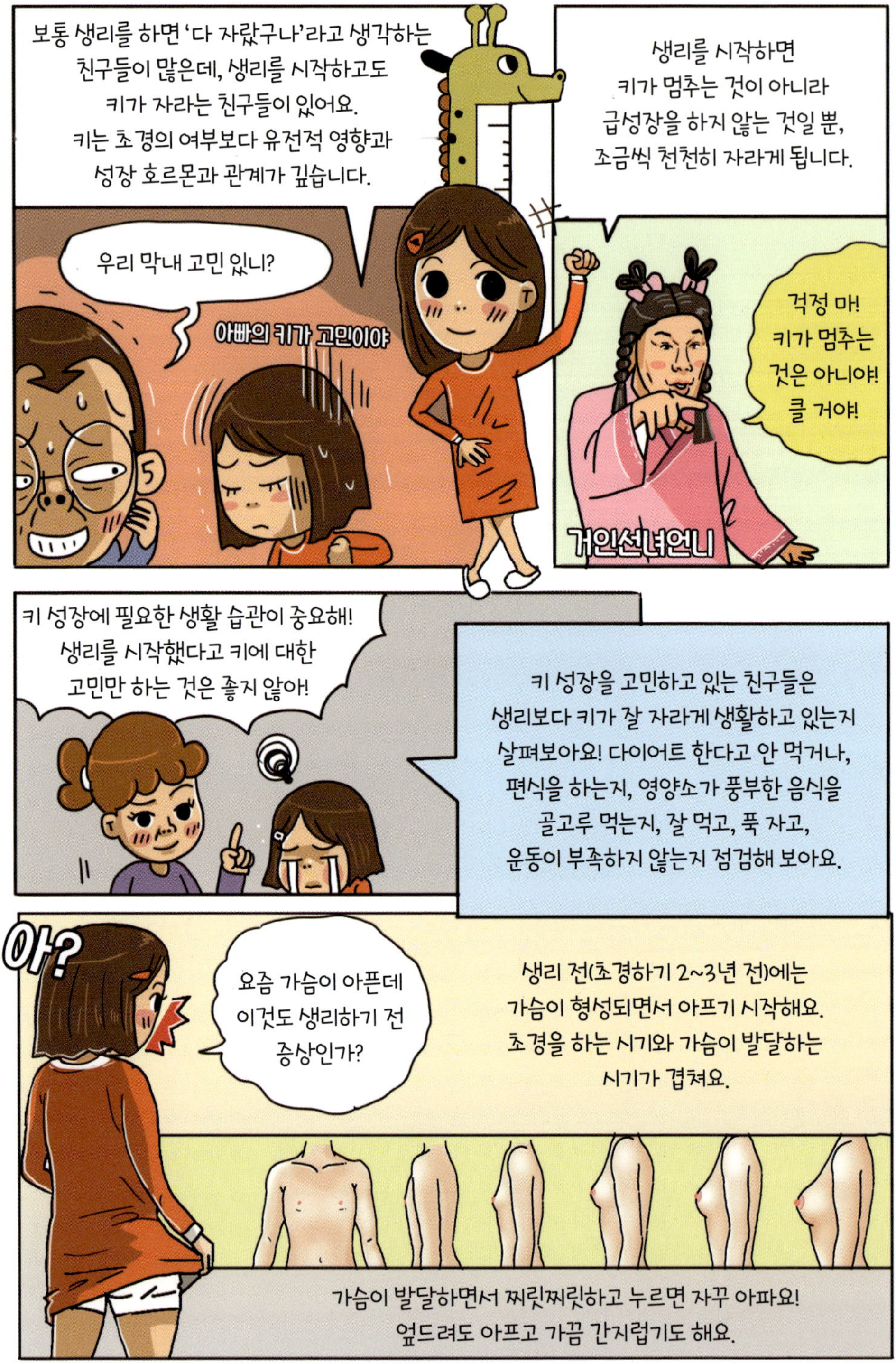

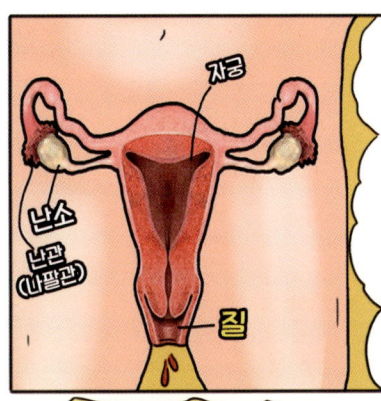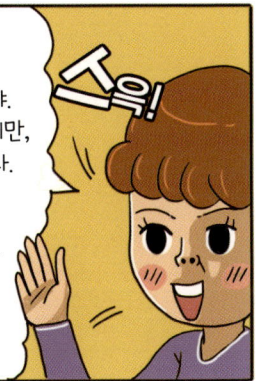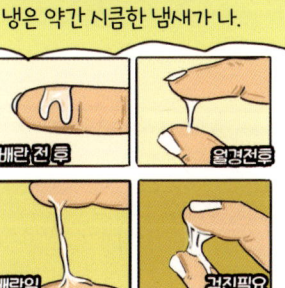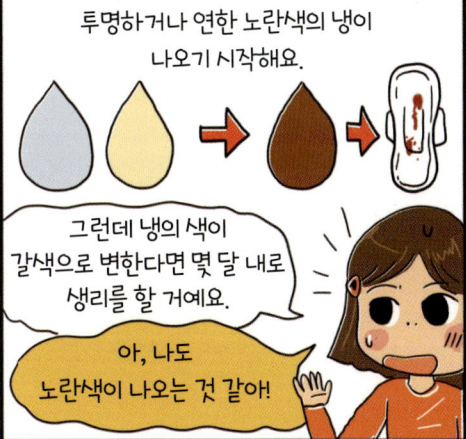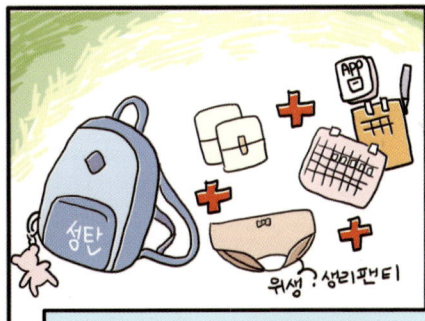

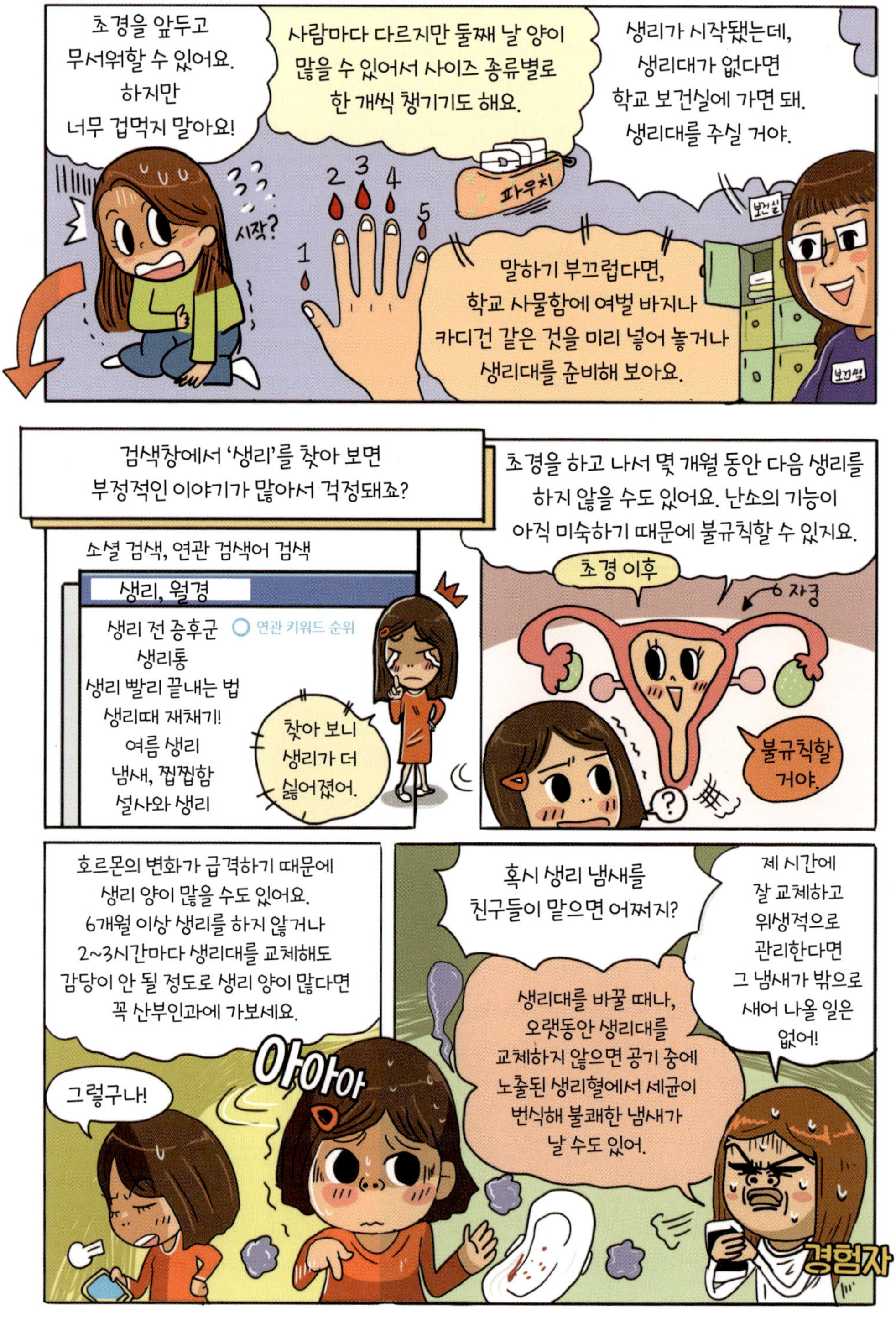

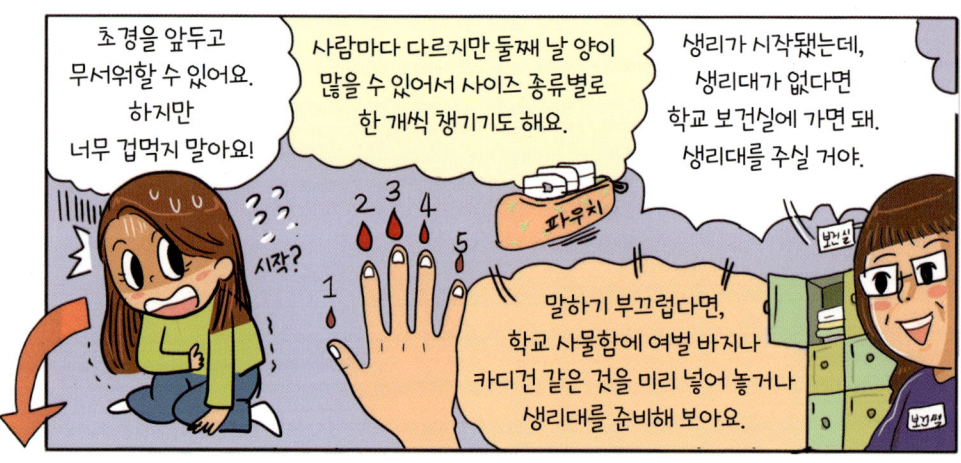

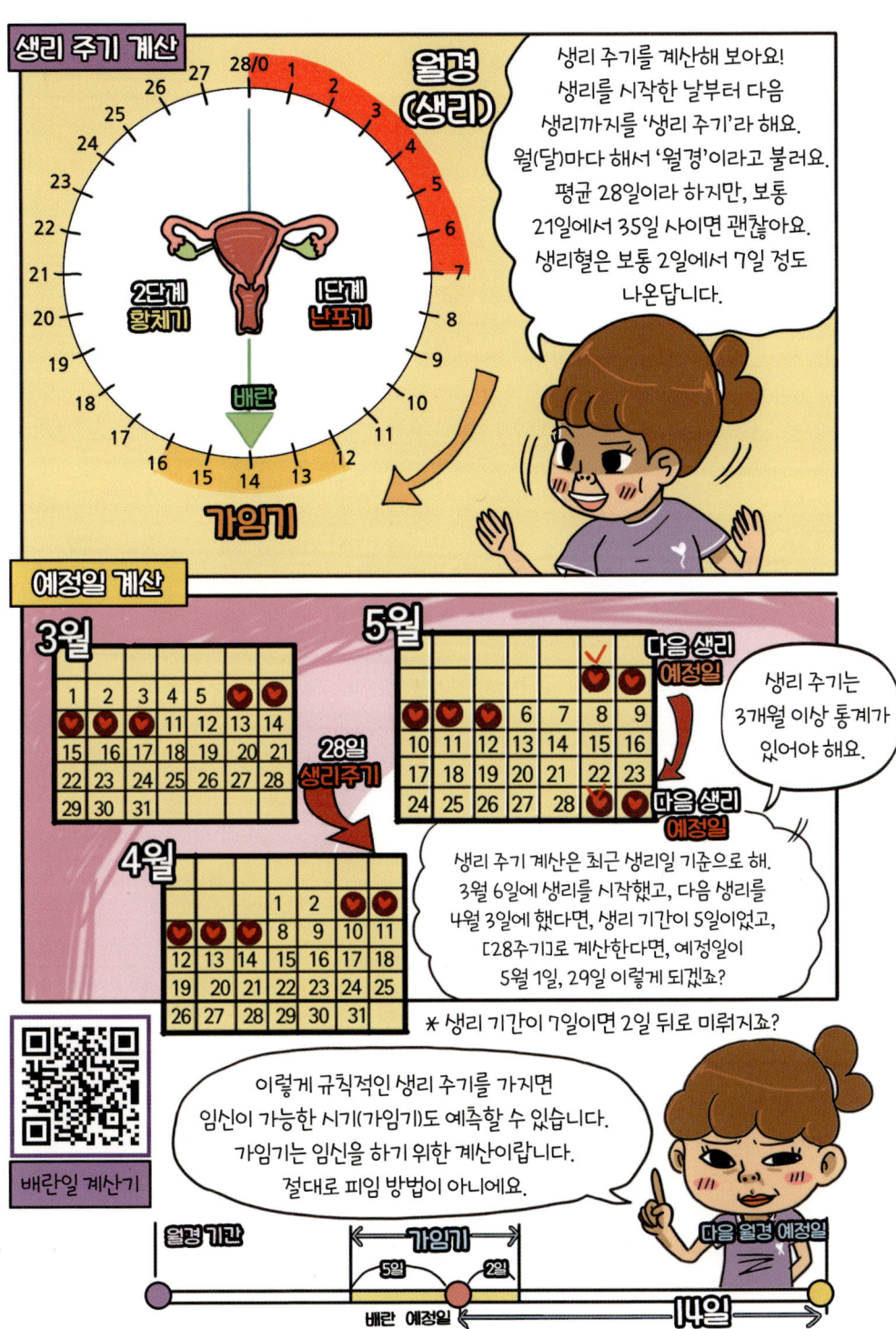

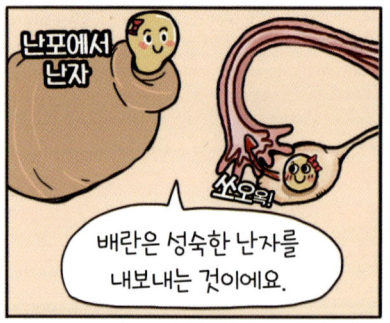
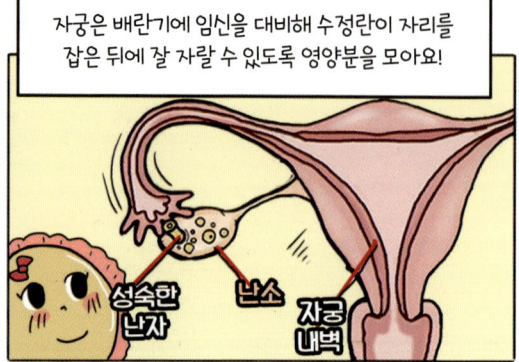
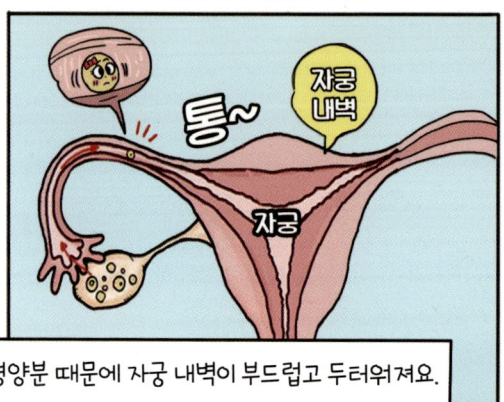
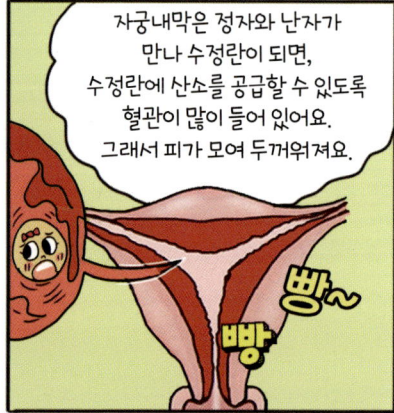
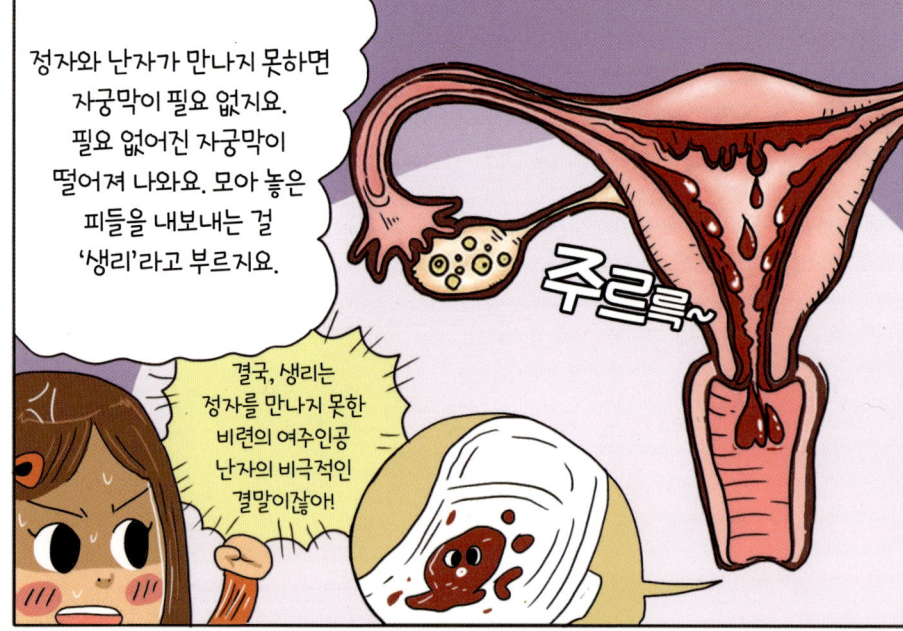

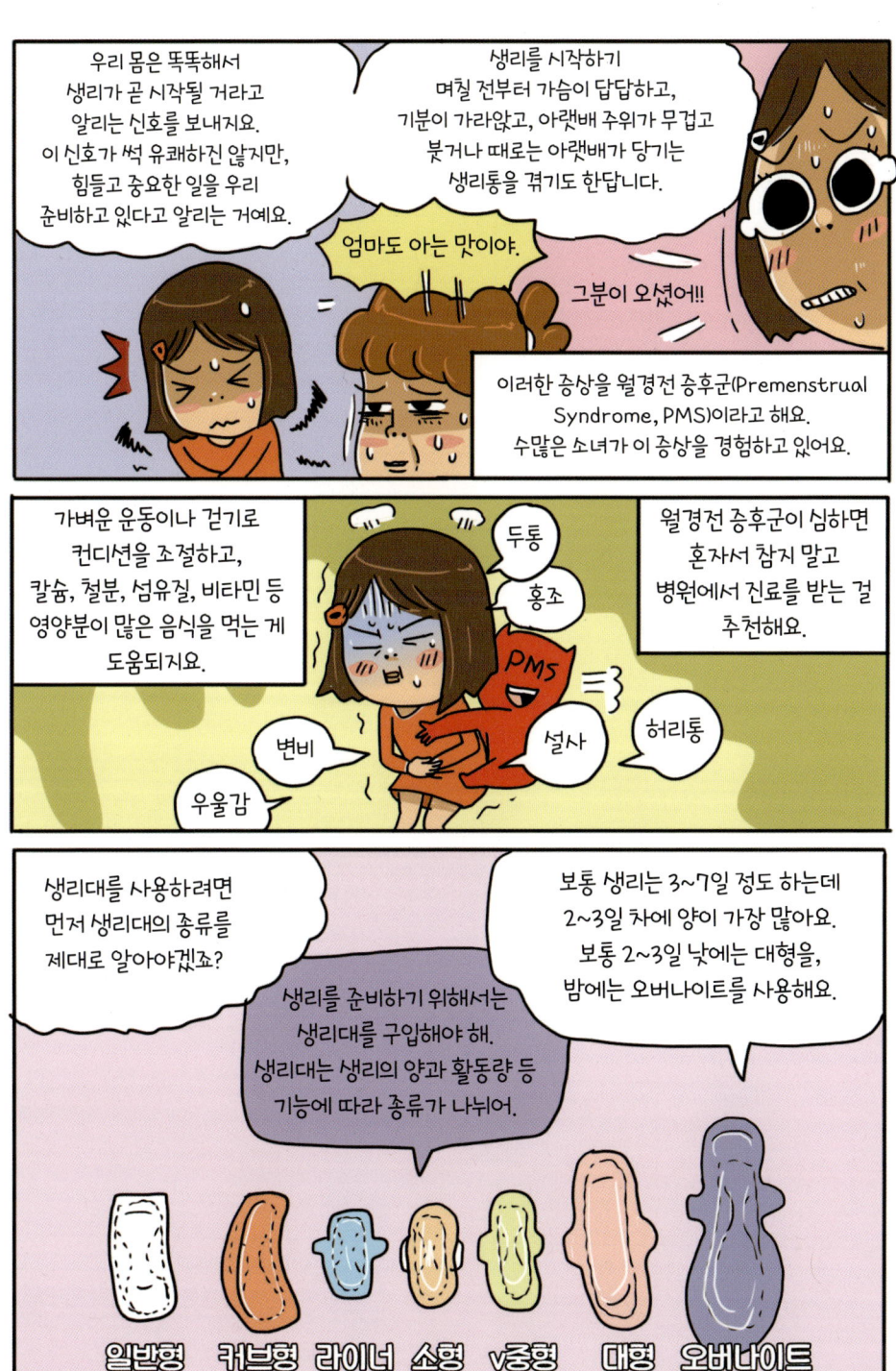

생리대는 몸에 부착하는 것이 아니야! 속옷에 붙여 사용해요! 생리대 옆에 날개는 팬티에 고정시켜 주는 역할을 하지요.

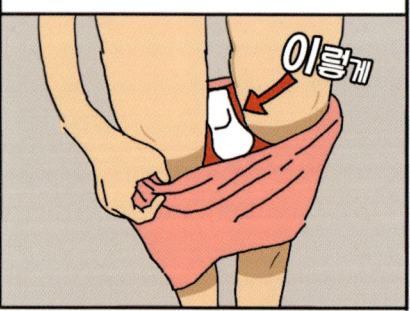

생리대 뒷면의 접착제 부분이 나오도록 종이를 떼고 속옷을 내려서 속옷 안쪽에 고정하도록 날개를 접착하여 붙이면 된답니다.

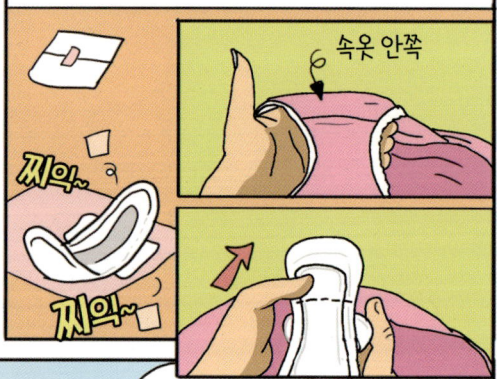

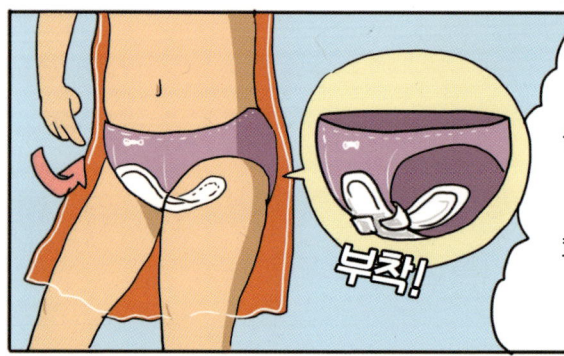

팬티 재봉 라인에 맞춰 생리대가 접힌 부분과 맞닿게 붙인 뒤에 날개로 고정시키면 돼요. 이렇게 착용한 일회용 생리대 한 개는 최대 8시간 정도 사용할 수 있지만, 위생상 3~4시간 정도 사용하고 교체하는 게 좋아요.

면생리대도 날개 모양으로 똑딱이가 있어서 팬티에 고정할 수 있어요. 빨아 써야 해서 귀찮긴 하지만 건강과 환경에 좋기 때문에 사용하는 사람들이 늘어나고 있지요.

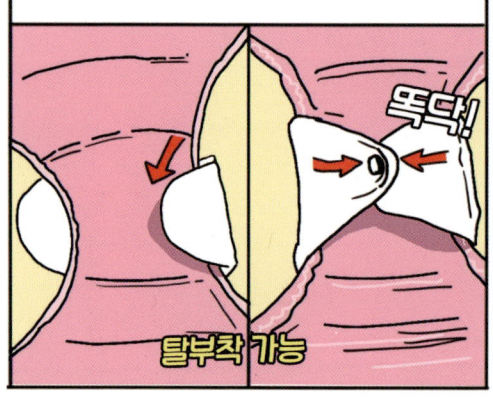

1회용 생리대는 떼어 낸 뒤 돌돌 말아 접착 부분으로 고정해서 휴지통에 버려요.

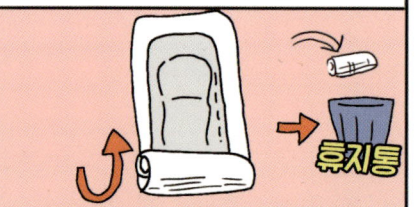

사용한 면생리대는 작은 가방에 넣어 집에 가져가요. 가져온 생리대는 세탁한 뒤에 다시 사용해요.

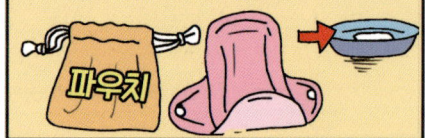

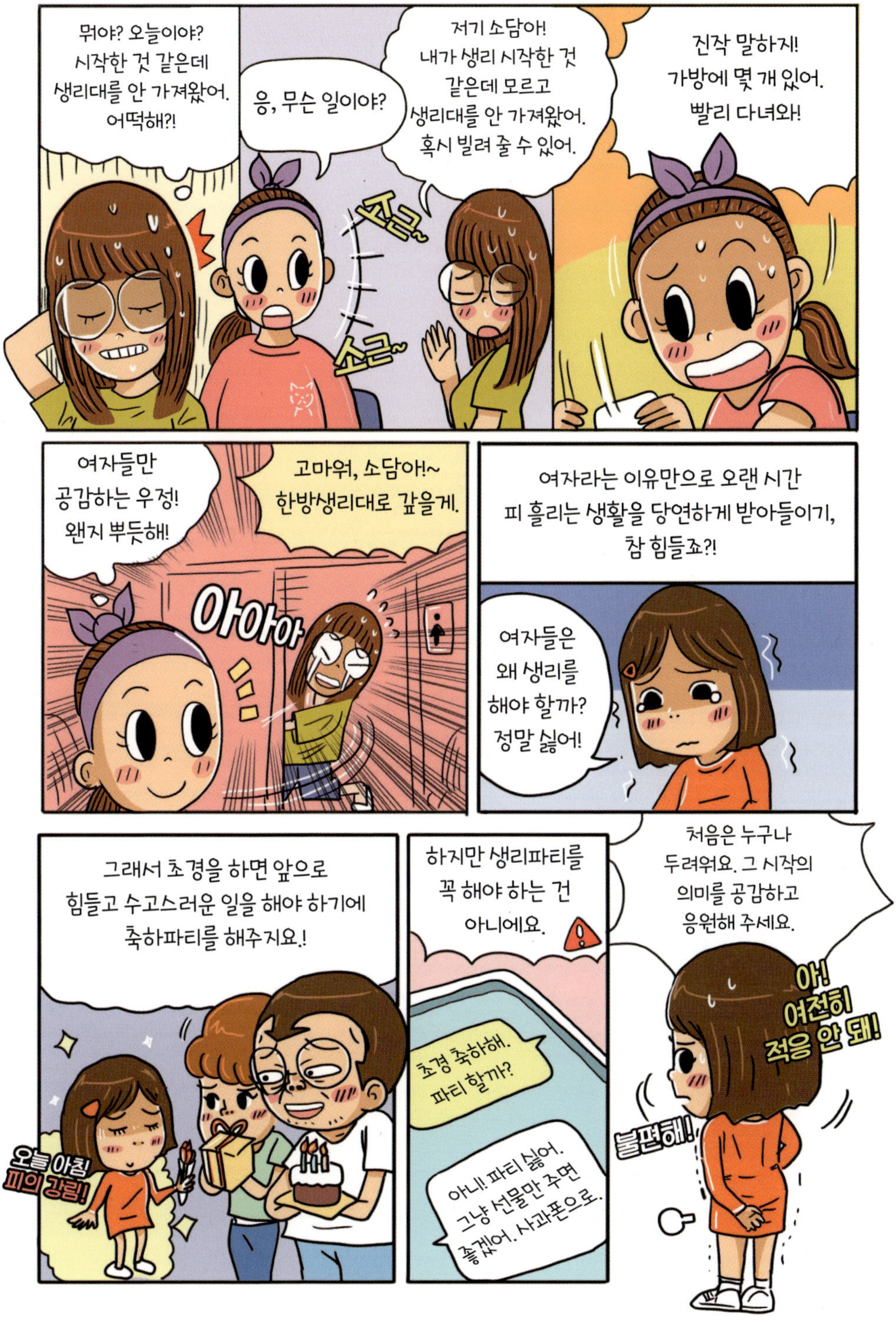

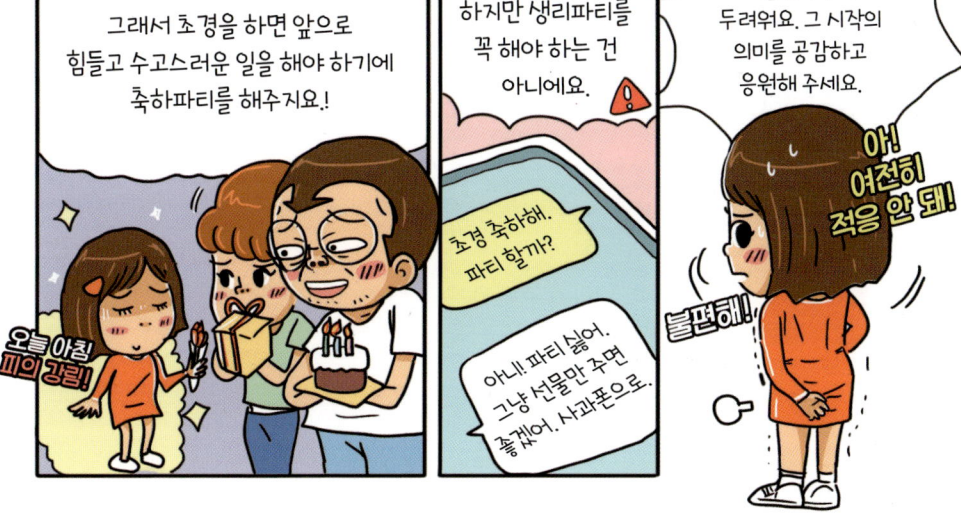

초경, 내 마음의 편지

생리를 맞이하는 마음, 아직 준비가 안 됐어요. 맞아요! 초경을 하기 전에는 불안하고 걱정돼요. 생리를 시작하면 적응될 것 같지만, 여전히 불편하고 힘들고 불안한 마음이 들어요. 혼자 고민하지 말고 마음의 편지를 써보세요.

초경뿐만 아니라 생리에 대한 마음도 적어 보아요. 불편하지만 이미 생활의 일부가 된 생리를 한결 가깝고 편안하게 느낄 거예요.

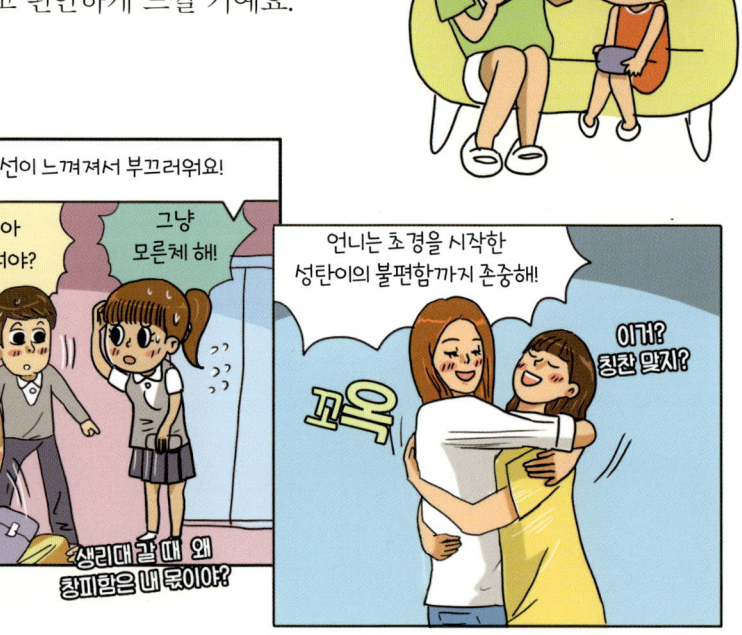

비밀의 문을 열어라

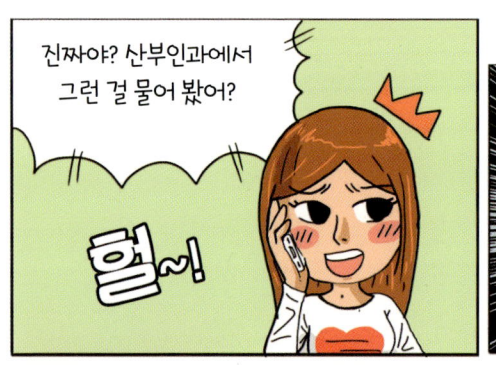

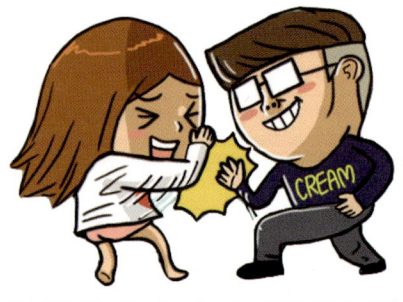

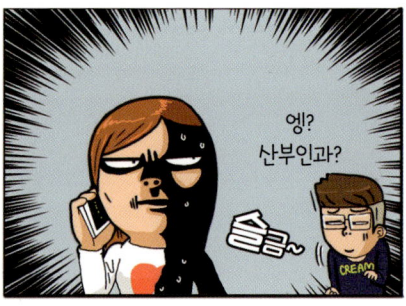

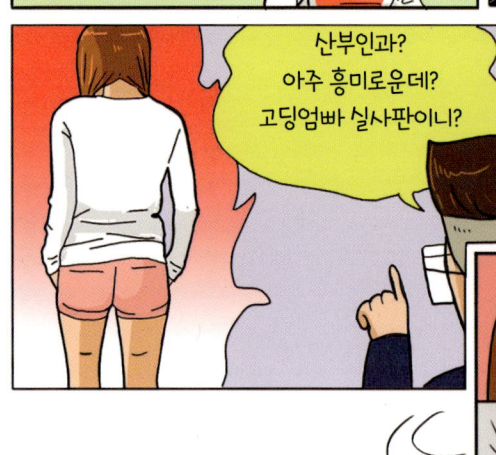

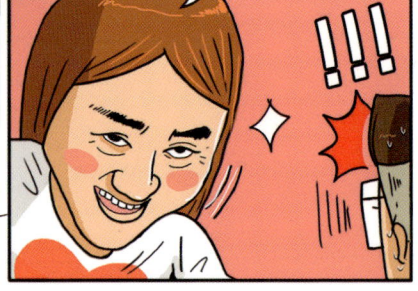

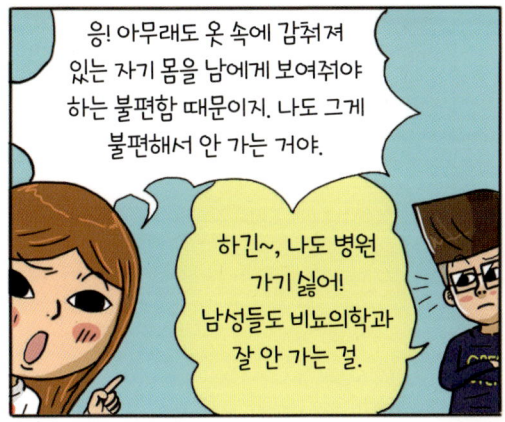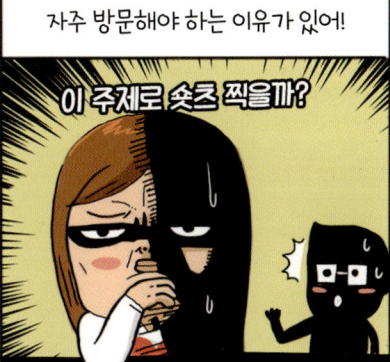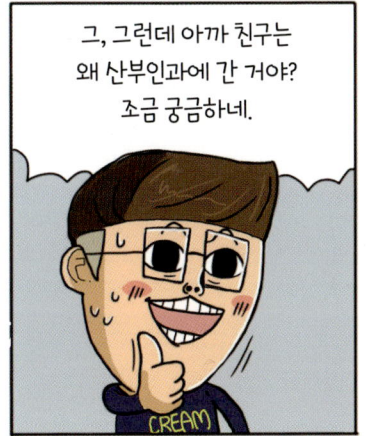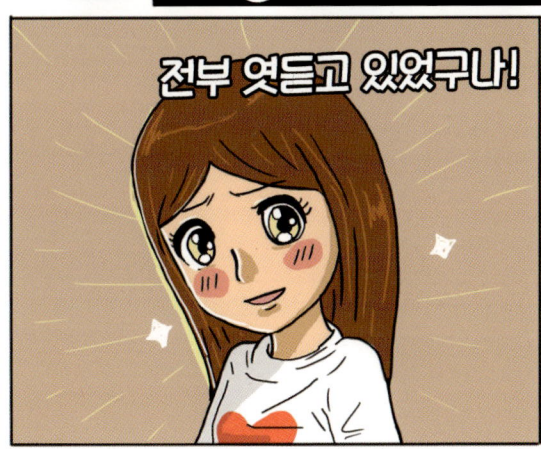

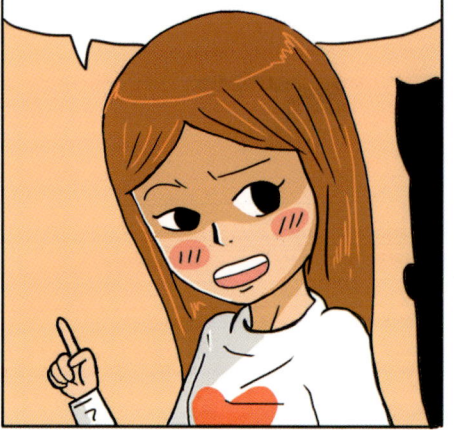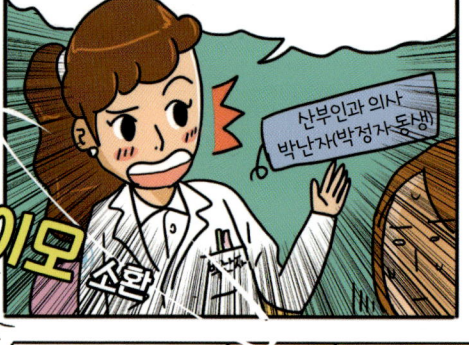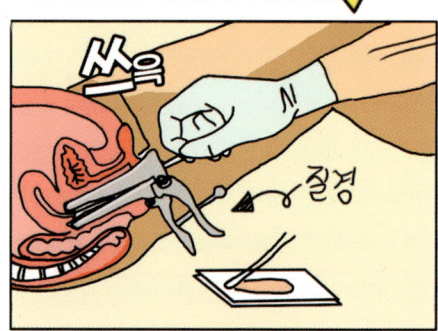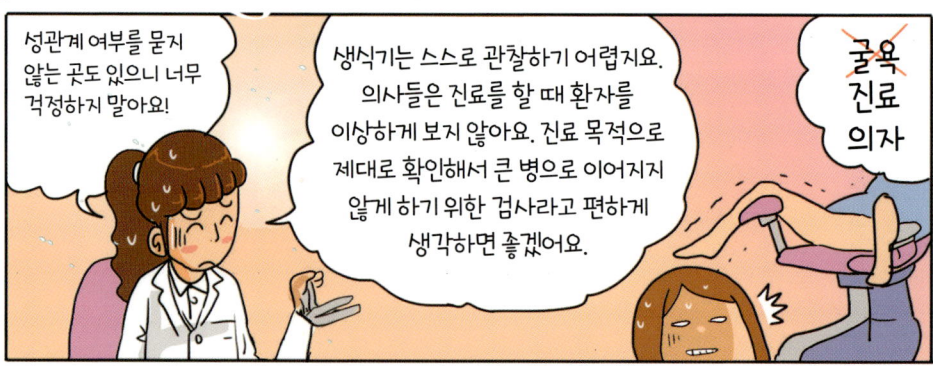

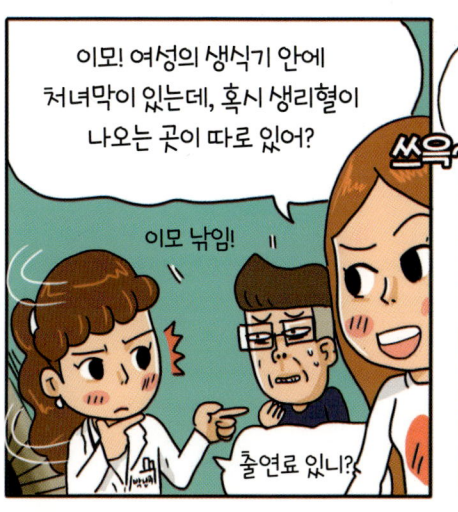
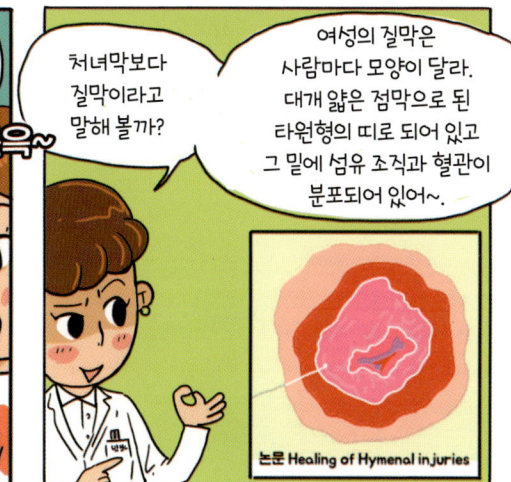
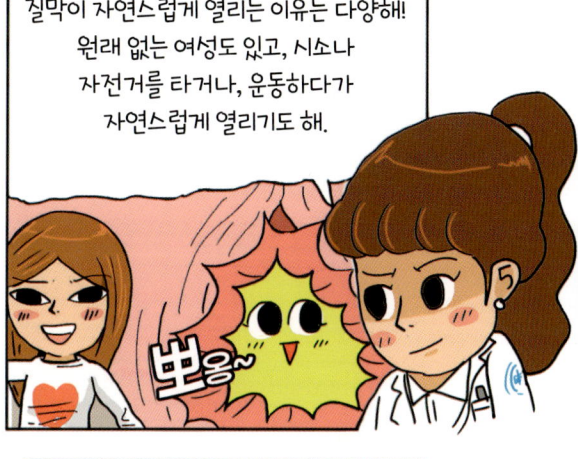
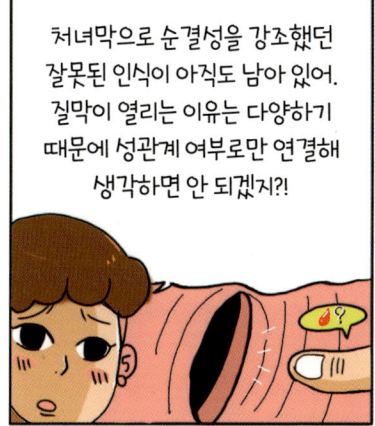
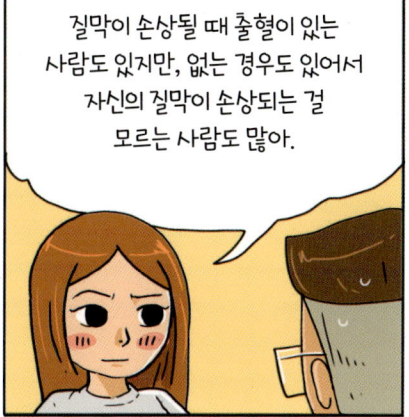

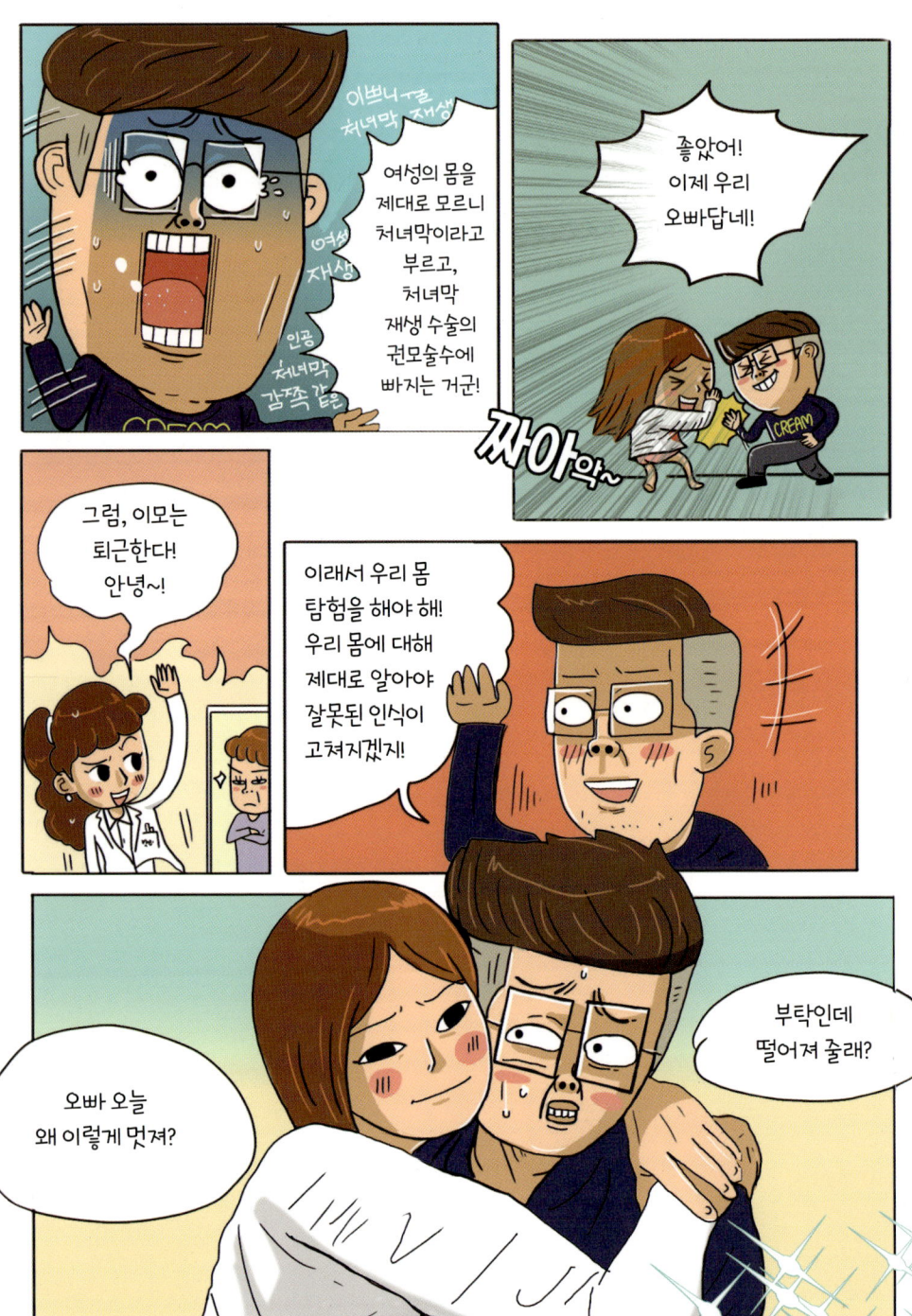

산부인과에 가는 게 두렵나요?

혹시 산부인과에 관한 이상한 소문을 들었나요?
처음 가본 곳이 불편했나요?
산부인과에 가면 불편한 질문을 할 것 같고, 나의 감춰진 몸을 의사 선생님에게 보여주기 민망하지요.
그런데 가도 가도 적응하기 어려울 수 있어요. 부끄럽거나 마음이 불편하다는 이유로 산부인과에 가지 않으면 절대 안 돼요!
우리 눈에 보이는 신체는 증상이 보이면 병원에 가서 진료를 받겠다고 마음먹지만, 생식기 안쪽은 우리 눈에 보이지 않아서 증상이 있어도 참는 사람들이 많아요.

많은 여성이 질염 증상을 참다가 골반염이 되는 경우가 있어요. 제때제때 치료받으면 쉽게 나을 수 있는 생식기 질환인데, 부끄럽고 민망하다는 이유로 산부인과에 가지 않아 병을 키우게 되지요.
증상이 없더라도 놀러 가듯이 산부인과에 들러야 해요. 스스로 볼 수 없는 나의 생식기를 정기적으로 검사 받을 때 미리 질병을 예방할 수 있어요. 그것이 여성의 건강을 지키는 지름길입니다.

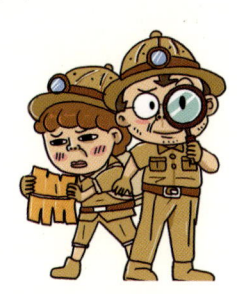

9장
안 싸워서 다행이야! 사춘기 감정 변화

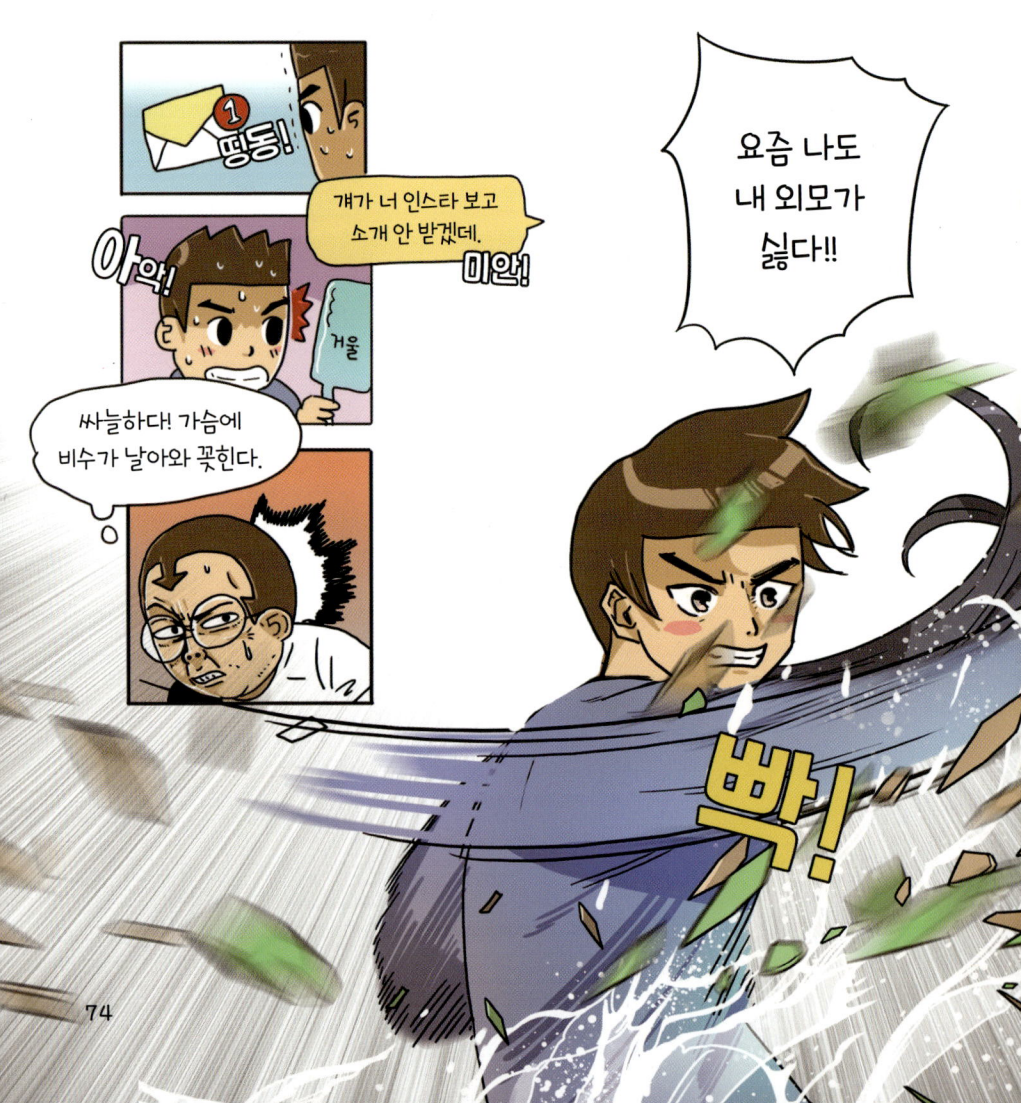

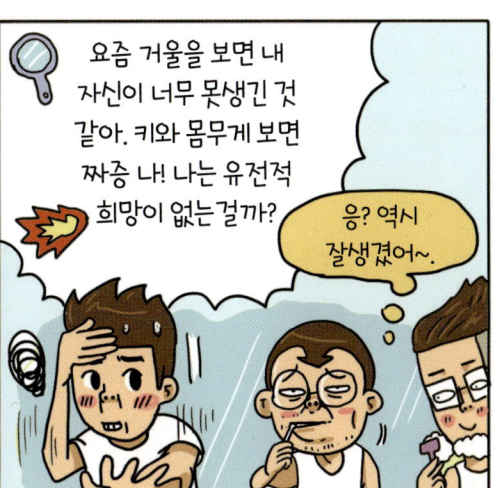
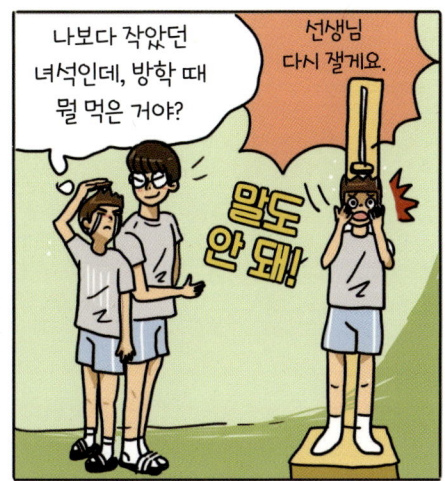
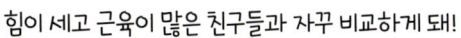
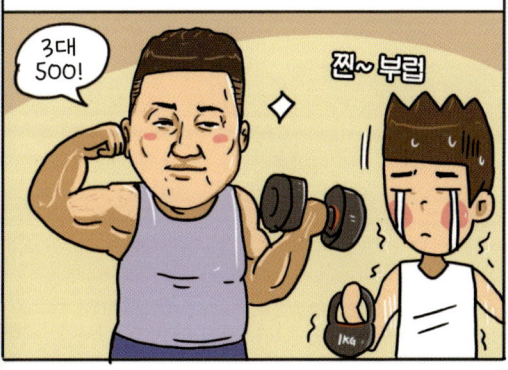
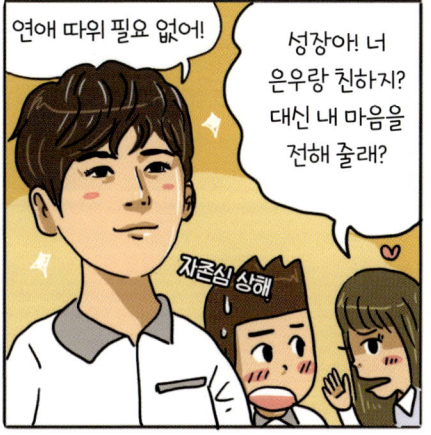
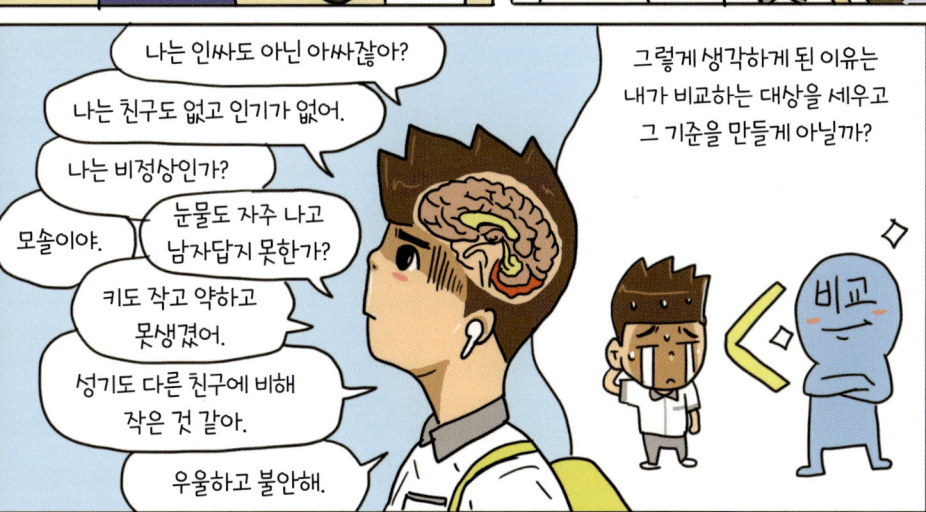

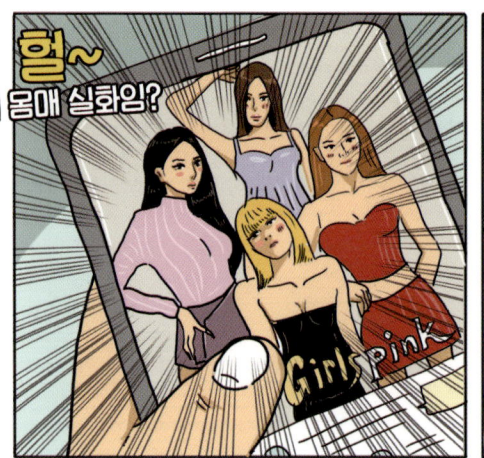
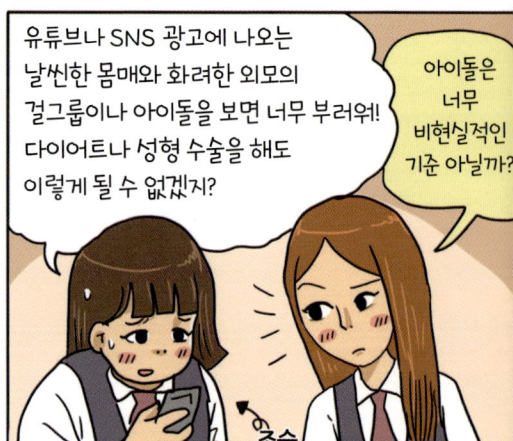
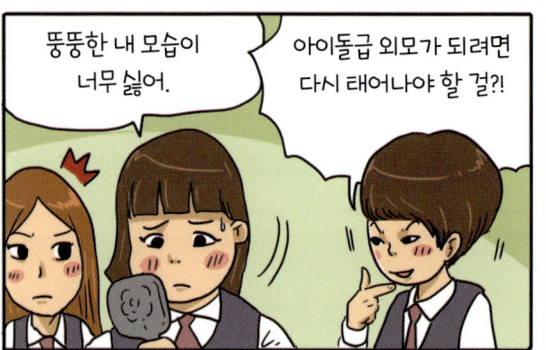
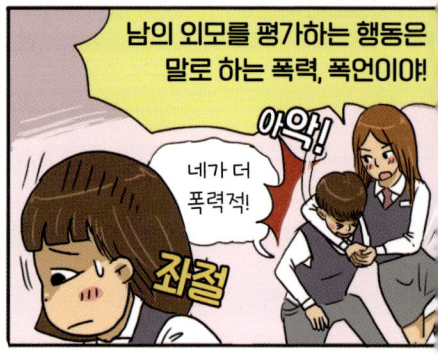

날씬한 몸매와 큰 키, 화려한 외모의 아이돌은 미디어가 만들어 낸 외모의 기준입니다. 이러한 기준에 나의 외모를 비교하고 있나요? 외모에 대한 자신감이 갑자기 떨어졌나요? 다이어트에 지나치게 몰두하고 있나요?

미디어에서 보여주는 아름다운 외모 기준에 자신을 비교하면, 점점 다른 사람의 칭찬과 평가에 민감하게 되고, 부정적인 생각이 들게 된답니다.

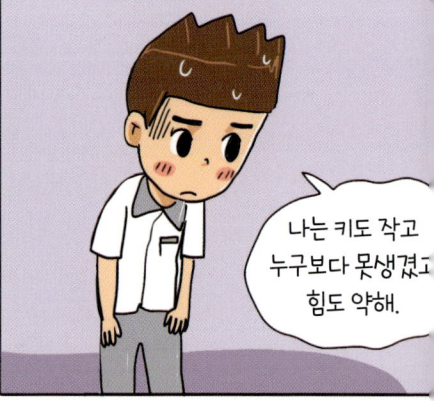

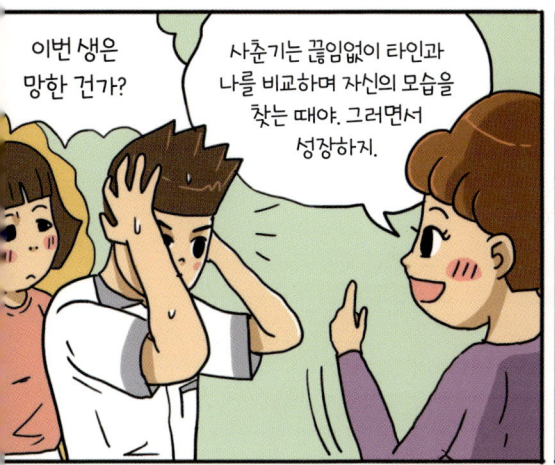
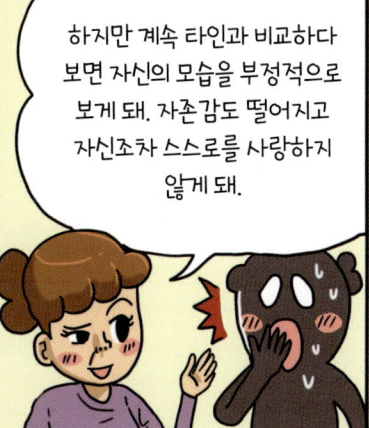
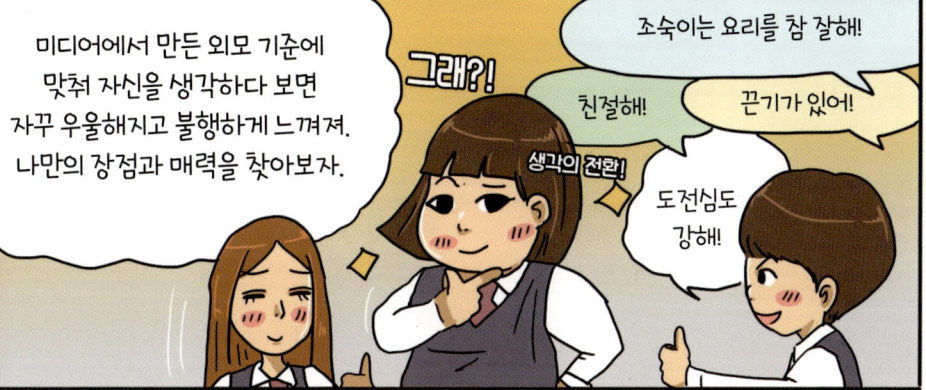
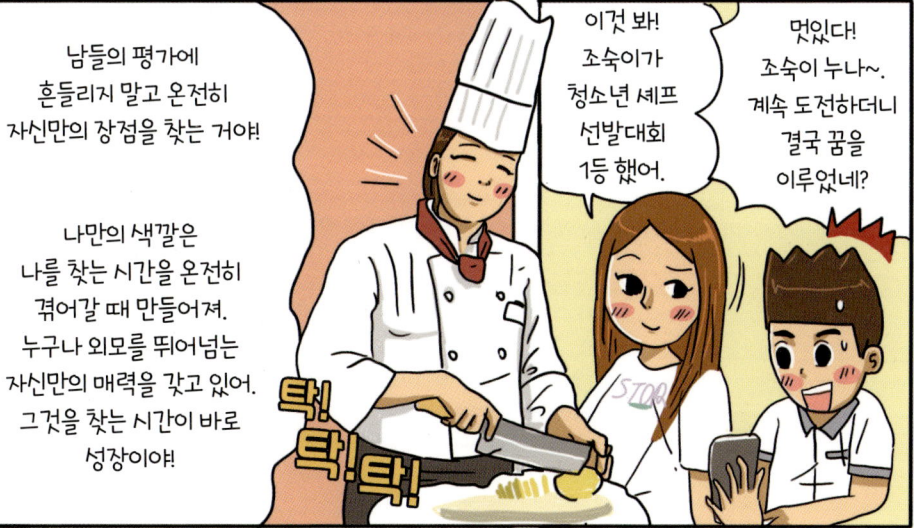

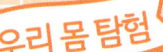

사춘기 청소년 뇌의 구조

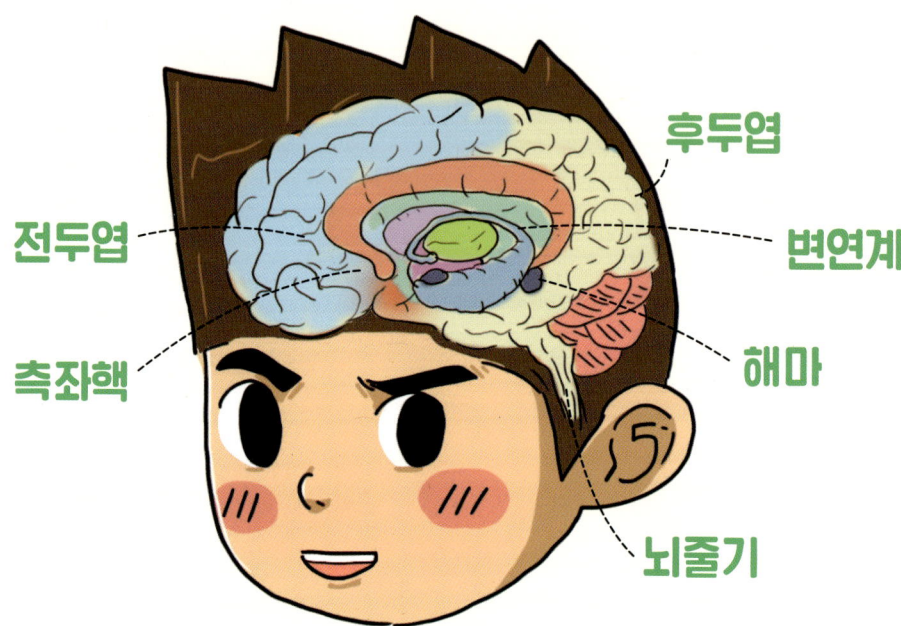

전두엽 합리적 판단과 대인 관계 능력, 실행 능력을 담당하는 부위로 뇌 중에 가장 늦게 발달합니다.

변연계 뇌의 중간 부위에 있는 '본능의 뇌'로 감정, 기억, 식욕, 성욕 등을 담당합니다.

해마 언어와 의식적 기억을 담당하는 기관으로 학습과 기억에 중요한 역할을 합니다.

측좌핵 뇌의 좌우에 신경들이 모여 있는 곳으로, 무슨 일이든 시작하면 반응이 나타납니다.

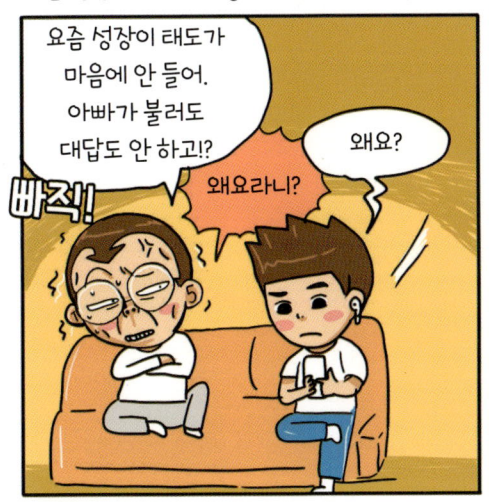
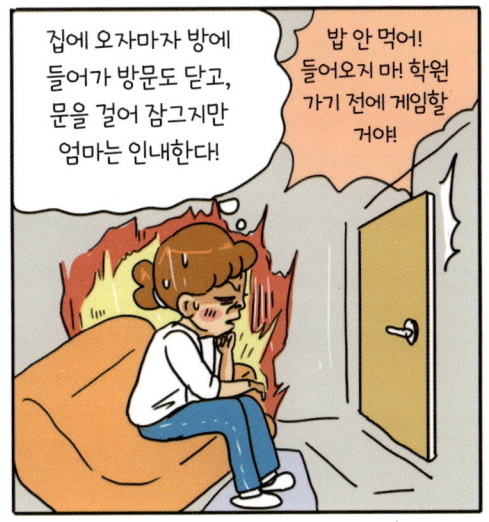
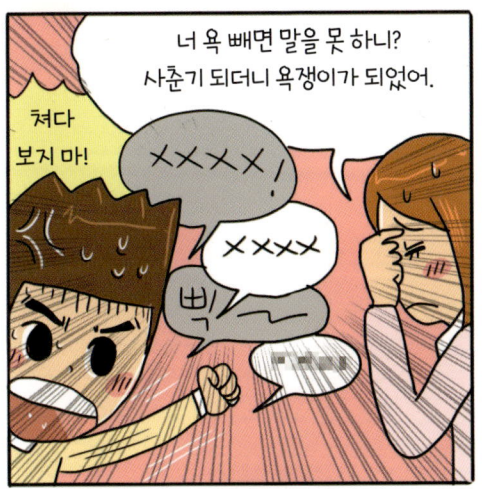
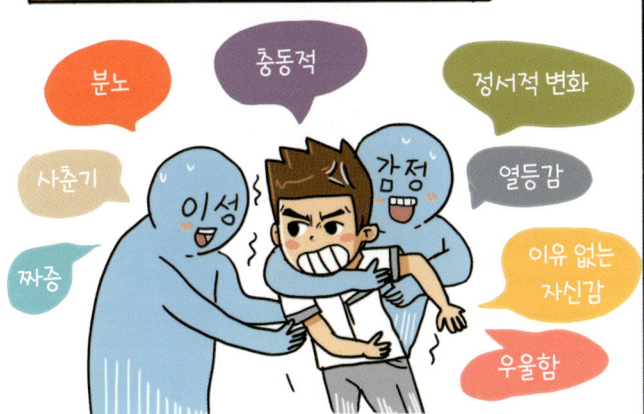

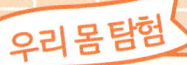 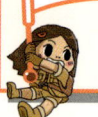

복잡한 감정 변화를 겪게 되는 이유

인간은 태어나면서부터 신체적·정신적으로 계속 발달해요. 특히 사춘기에는 다양하고 복잡한 감정의 변화를 경험하게 됩니다.

사춘기의 감정 변화는 뇌가 성장하며 겪는 일이에요. 감정 변화의 원인으로 호르몬이나 신체 구조의 발달 등 여러 가지가 있지만, 주로 뇌의 구조적·기능적 변화 때문에 발생하는 것이죠.

스트레스를 받으면 내보내는 것도 필요해요. 갑자기 화가 날 때는 심호흡을 하며 속으로 10을 세어보아요. 그렇게 다시 감정을 추슬러 보세요. 복잡한 감정을 잘 풀기 위해서는 나만의 스트레스 해소법을 만들어야 합니다. 스스로 감정의 변화를 경험하고 인정하면서 안정감을 찾을 수 있게 노력하는 것이 극복하는 방법이랍니다.

나만의 스트레스 해소법을 적어 보아요!

_____

_____

_____

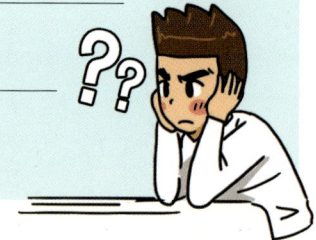

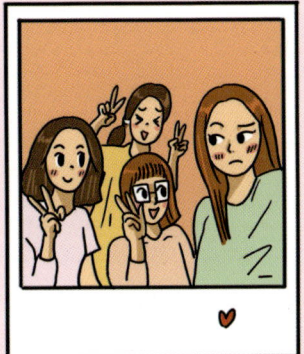

좋은 친구 vs 나쁜 친구

사춘기는 좋은 관계를 만들어 가고 배우는 시기에요. 친구들과 서로 친밀한 감정을 느끼면서 서로의 좋고 나쁜 감정들을 함께 나누며 성숙한 관계를 만들어 보아요. 친구들과 어떤 감정과 영향을 주고받고 있는지 자신의 친구 관계를 잘 살펴보아요.

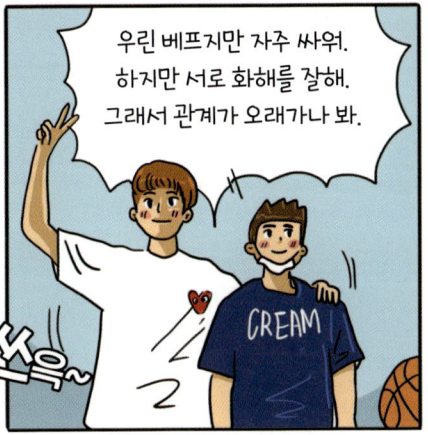

우린 베프지만 자주 싸워. 하지만 서로 화해를 잘해. 그래서 관계가 오래가나 봐.

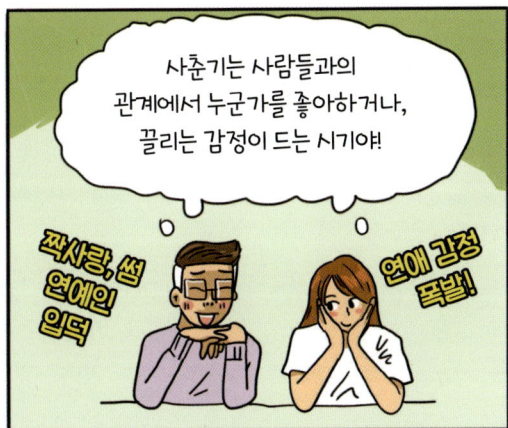

사춘기는 사람들과의 관계에서 누군가를 좋아하거나, 끌리는 감정이 드는 시기야!

짝사랑, 썸 연예인 입덕

연애 감정 폭발!

나는 어떤 사람에게 끌릴까? 내가 연애를 하고 싶은 사람은 어떤 매력을 가진 사람일까? 궁금해!

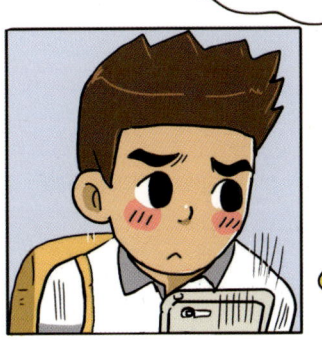
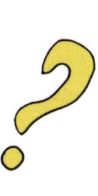
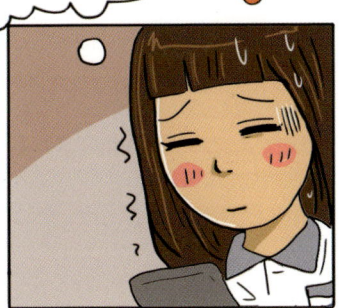

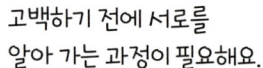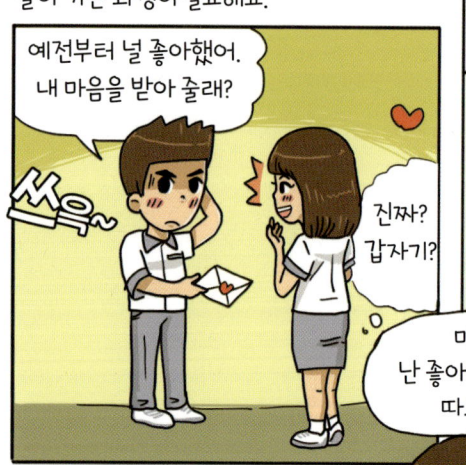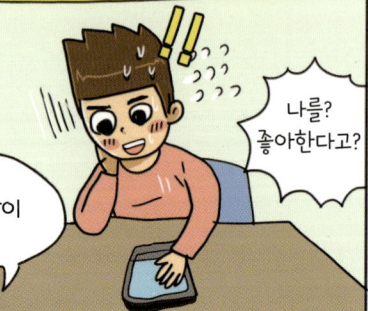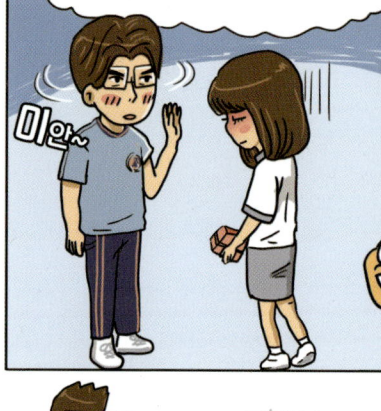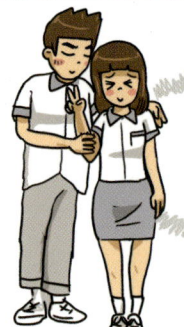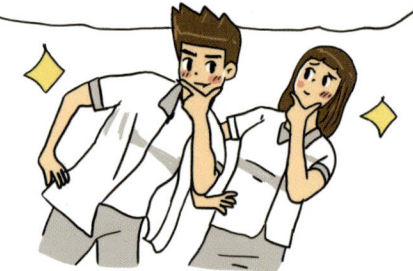

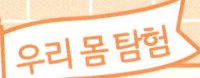

우리 몸 탐험
이성 친구 사귀기 전에 생각해 볼 것!

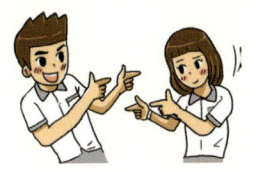

연애 계획을 세워 보아요. 이런 과정을 통해 좋은 기준을 만들 수 있습니다. 나의 생각과 계획에 맞는 단어에 ○ 표시를 해보아요.
(중복해도 괜찮아요!)

나는 어떤 사람에게 끌릴까?

긍정적 · 눈치 빠름 · 유쾌한 · 든든한 · 활기찬 · 당당한 · 부끄럼 많은 · 소심한 · 창의적인 · 대범한 · 활동적인 · 친절한 · 섹시한 · 같은 성별의 · 용감한 · 다정한 · 자신감 있는 · 사려 깊은 · 자존감 높은 · 씩씩한 · 건강한 · 믿음직한 · 정의로운 · 사교적인 · 솔직한 · 지혜로운 · 열정적인 · 조용한 · 마음이 따뜻한 · 재능 있는 · 합리적인 · 현명한 · 신중한 · 꼼꼼한 · 영리한 · 누구에도 끌리지 않음 · 쿨한 · 성실한 · 자상한 · 시원시원한 · 끈기 있는 · 털털한 · 책임감 있는 · 자유로운 · 리더십 있는 · 센스 있는 · 시크함 · 재미있는 · 사랑스러운 · 똑똑한 · 무뚝뚝한 · 섬세한 · 호탕한 · 귀여운 · 따뜻한 · 편안한 · 흥겨운 · 진지한 · 순수한 · 순진한 · 예의 바른 · 착한 · 속 깊은 · 대화가 통하는 · 공통점이 있는 · 함께할 때 즐거운 · 관심사가 같은 · 주변 사람에게 인기가 좋은 · 말이 없는 · 겉으로는 쌀쌀맞으나 실제로는 다정한 사람

내가 허용할 수 있는 스킨십은?

가볍게 포옹하기 · 손잡기 · 손깍지 · 백허그 · 간지럼 태우기 · 몸에 기

대기 · 팔짱 끼기 · 볼이나 머리카락 만지기 · 꿀밤 때리기 · 무릎에 앉기 · 얼굴 만지기 · 볼 뽀뽀 · 키스 · 업어 주기

내가 하고 싶은 데이트

비밀 이야기 · 고민 나누기 · 맛집 찾아가기 · 마라탕 같이 먹기 · 민트초코 · 놀이동산 가기 · 카페에 가기 · 스터디룸 같이 가기 · 도서관에서 같이 공부하기 · 상대방 가족 만나기 · SNS 팔로우하기 · 관심사 공유하기 · MBTI 해보기 · 선물하기 · 노래방에서 노래 부르기 · PC방에서 게임하기 · 스포츠 관람 · 운동하기 · 음악 듣기 · 극장 영화 보기 · 인생네컷 · 맛있는 음식 만들어 주기 · 톡, 문자, DM 등 주고받기 · 관심사 물어보기 · 강아지나 고양이 돌보기 · 미래에 관해 이야기 나누기 · 넷플릭스 같이 보기 · 상대방의 집에 놀러 가기 · 스킨십에 대한 이야기 · 친구들 같이 만나기 · 보드게임 · 더블 데이트 · 인기 있는 장소에 가보기 · 자전거 타기 · 오락실 가기

내가 하고 싶은 연애

_____

_____

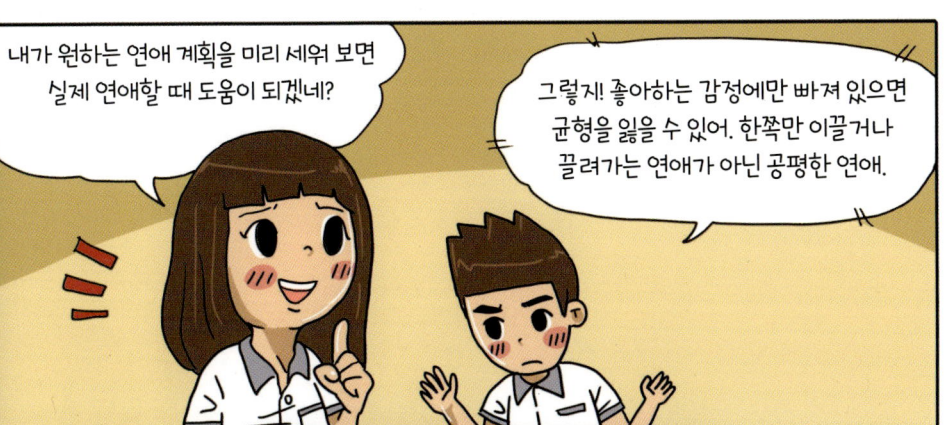
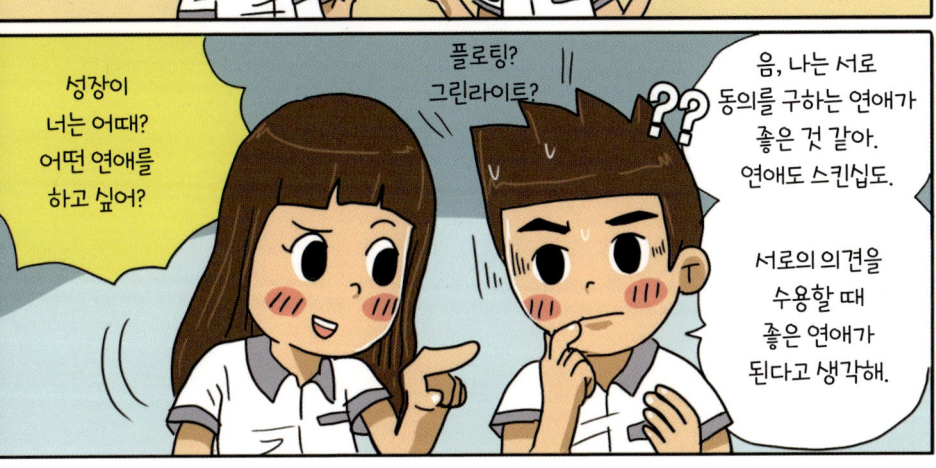
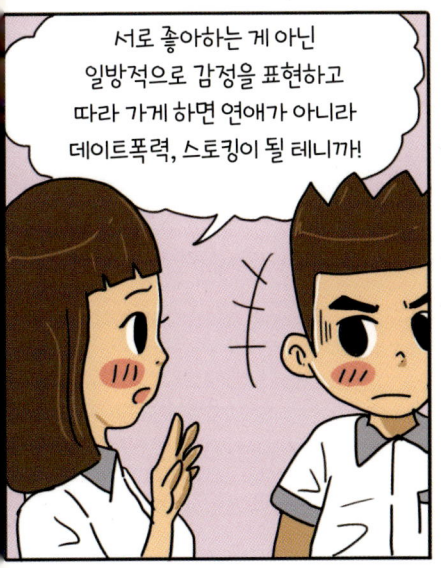
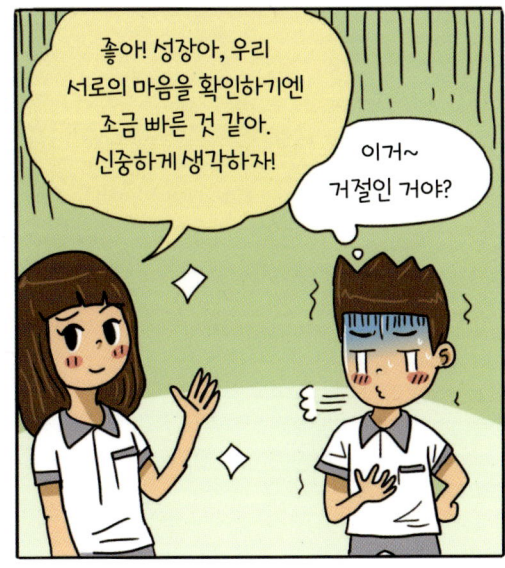

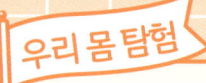

우리 몸 탐험
속닥속닥, 친구들이 생각하는 사춘기

사춘기가 빨리 끝났으면 좋겠어요

사춘기가 빨리 지나가길 원하는 친구들이 있어요. 빨리 어른이 되고 싶나요? 아니면 어른이 되는 것이 싫은가요? 우리는 누구나 다양하게 사춘기를 겪게 될 거예요. 사춘기는 어느 날 갑자기 찾아오기도 하고, 천천히 겪게 될지도 몰라요. 오직 나에게 맞는 시간에 찾아올 거예요. 익숙하지 않아 불편하고 신경이 쓰이죠! 하지만 영원하지 않아요. 곧 지나갈 거예요.

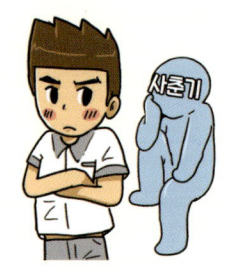

성장통이 와서 너무 아파요!

성장통은 사춘기 무렵 10세에서 13세 즈음 나타나는 통증이에요. 심하게 운동을 한 것처럼 근육통 같은 증상이 발생하는데 개인마다 달라요. 무릎이나 꼬리뼈, 허리, 양쪽 다리 등 다양하게 나타납니다. 성장통이 느껴지면 통증이 있는 곳을 따뜻하게 찜질해 주거나, 스트레칭을 하면 좋아요. 그래도 통증이 점점 심해지면 절대로 참지 말고 병원에 가야 합니다. 꼭 치료를 받으세요.

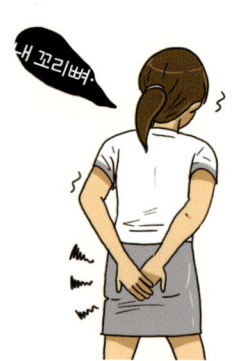

성조숙증이 뭐예요?

성조숙증은 또래 친구들보다 빠르게 겪는 성장을 말해요. 성조숙증 검사에서 진단을 받으면, 성적인 성장을 잠시 멈추게 하는 주사 치료를 받을 수 있어요. 일찍 온 성장을 자연스레 지내기도 하고, 한 달에 한 번 정도 주사 치료와 성장 관리를 받는 것이니 너무 걱정하지 말아요.

자꾸 야한 생각이 들어요!

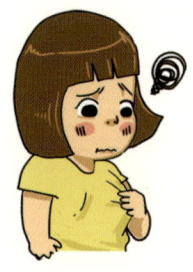

성호르몬이 분비되는 시기에는 성적 충동이나 야한 생각이 나기도 합니다. 성장 과정에서 지극히 자연스러운 증상이에요. 성적 호기심이나 성 욕구가 자주 들어 자극적인 상상이 계속 나기도 해요. 야한 생각이 드는 것 자체가 나쁜 건 아니지만, 이후에 자위로 이어지거나 음란물을 보고 싶다는 생각이 들 수 있어요. 야한 생각이 날 때 다른 것에 집중하거나, 다른 시도를 하다 보면 조금씩 줄어들 거예요. 죄책감은 버리고 다른 것에 집중하려는 마음먹기가 중요해요.

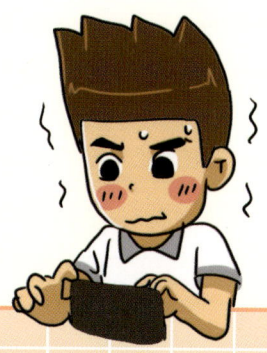

10장
때마다 찾아오는 불청객, 생리통!

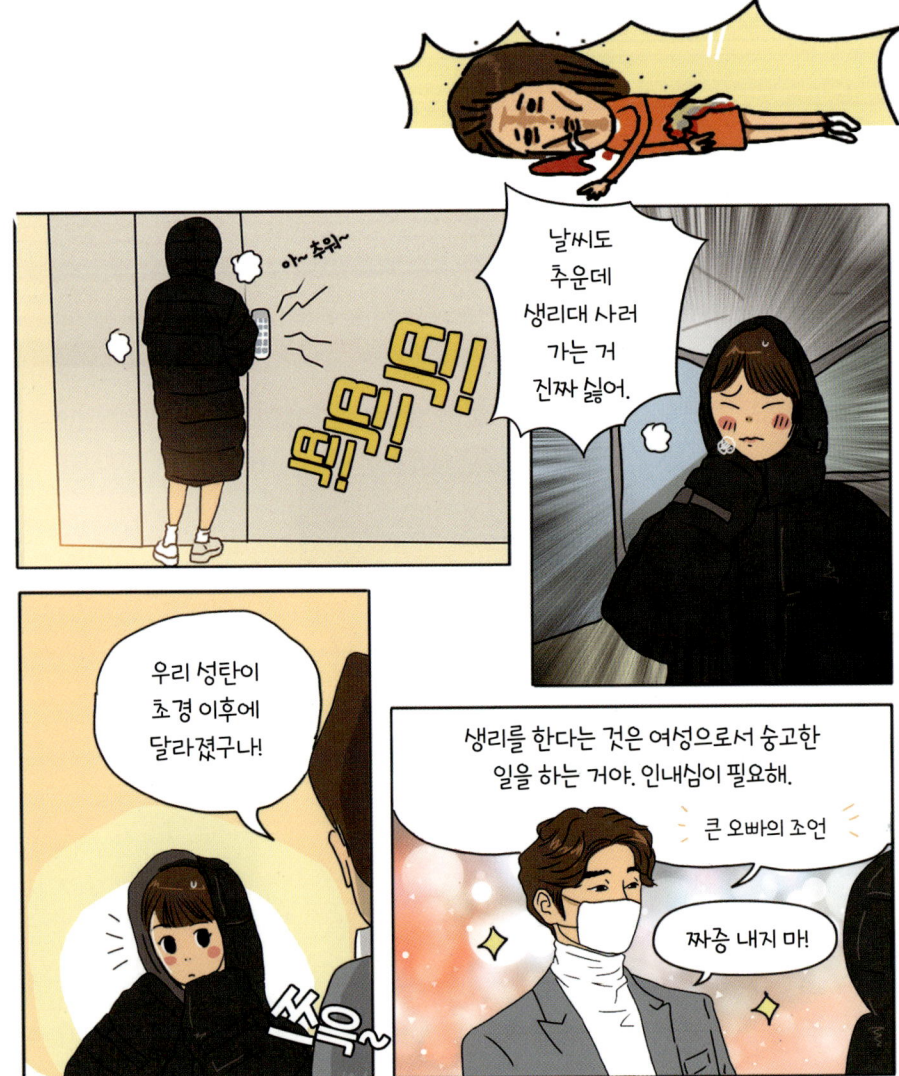

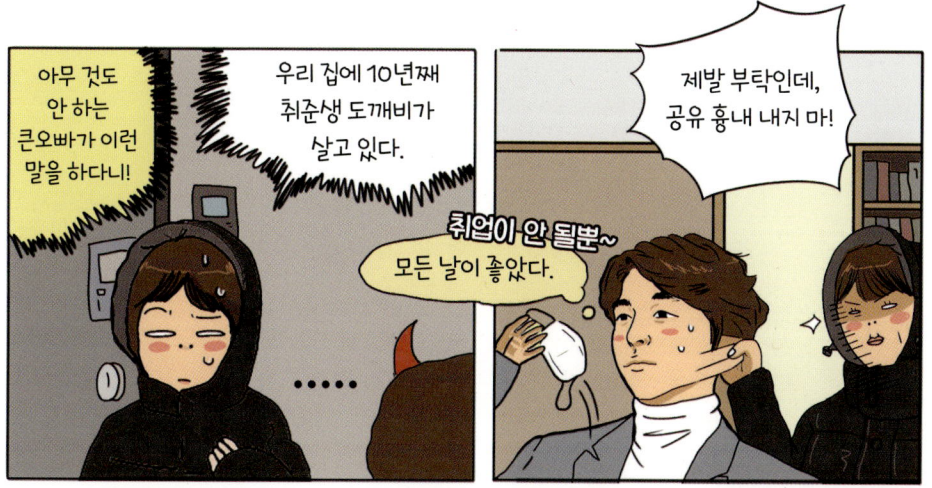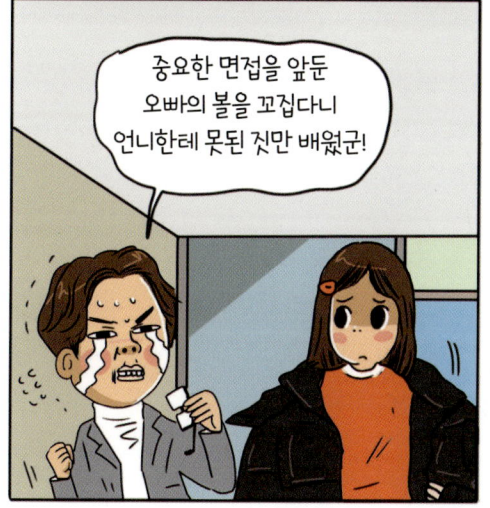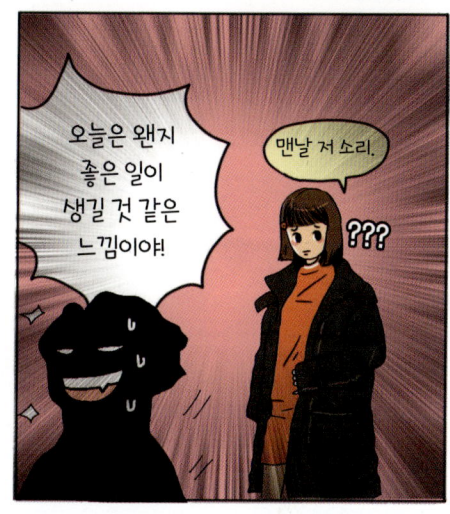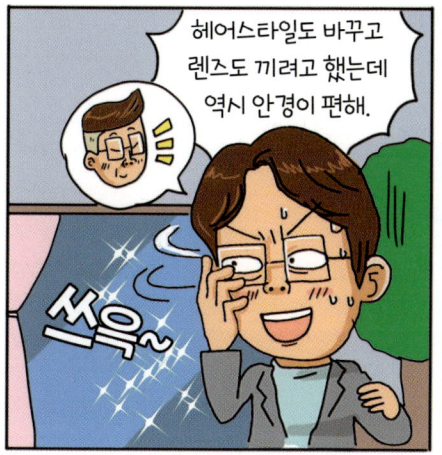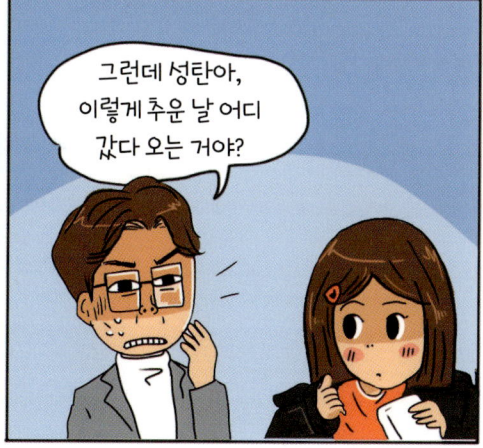

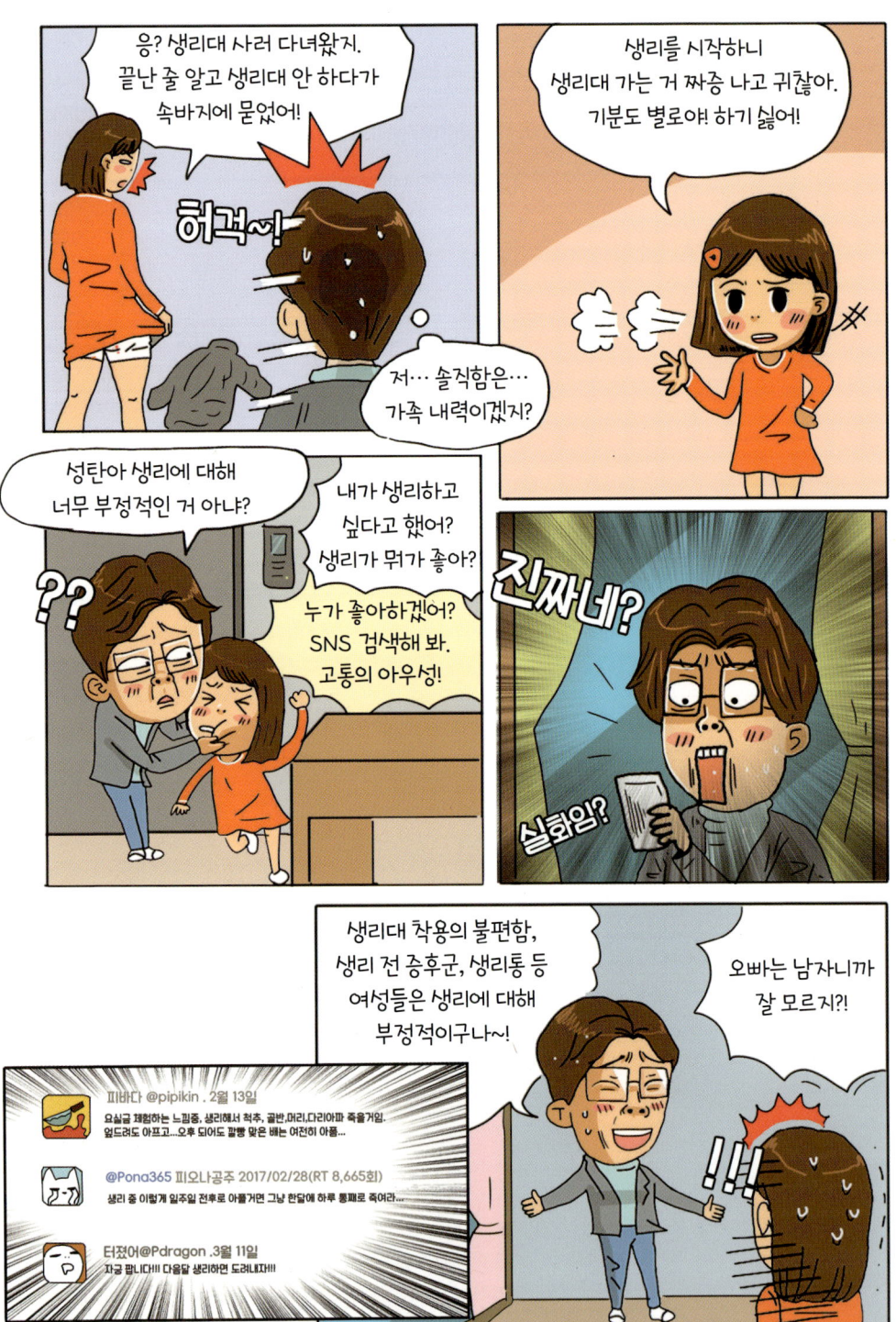

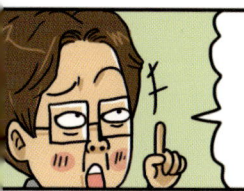
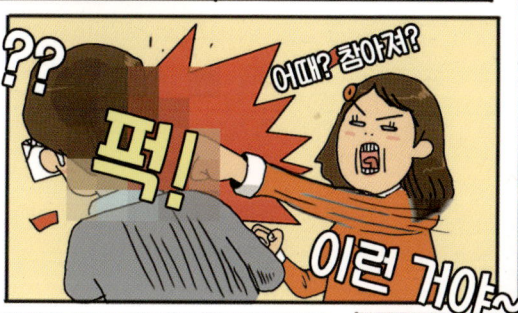
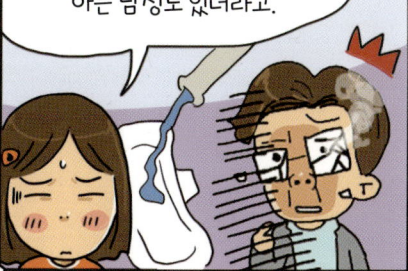
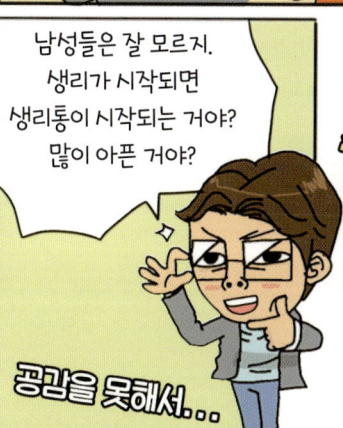
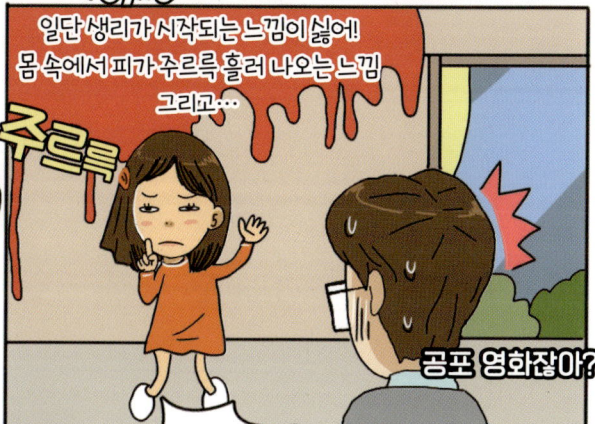
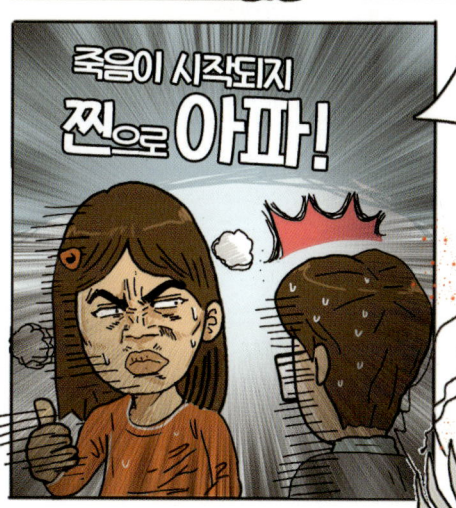

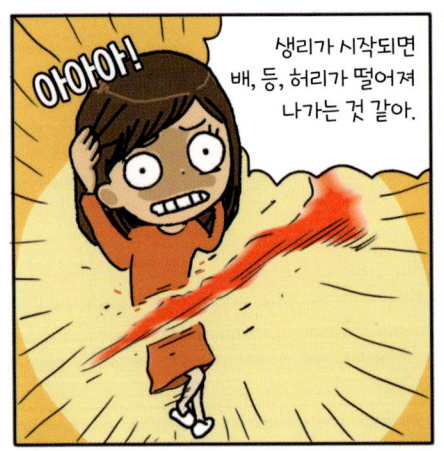
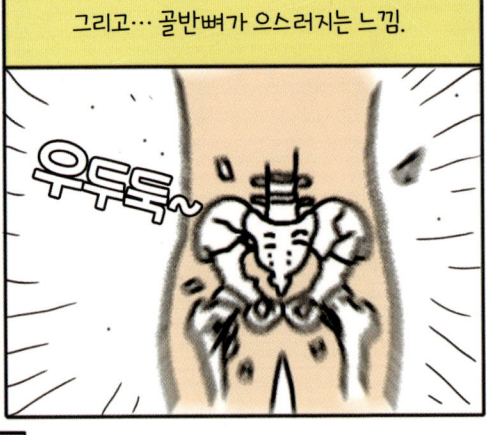
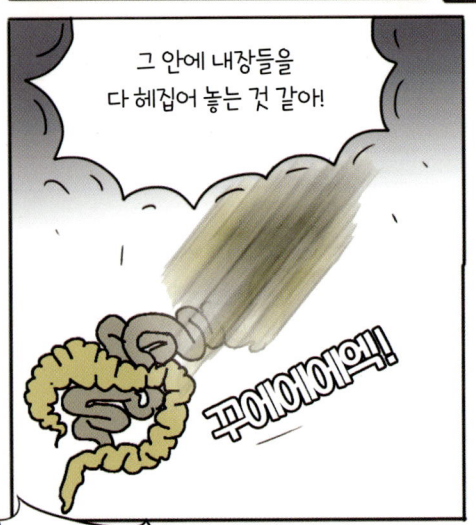
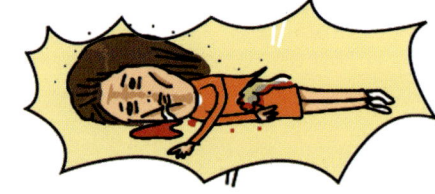
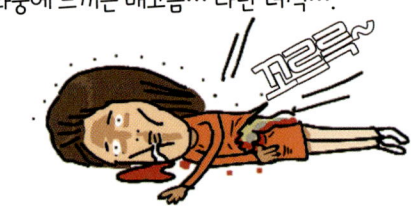
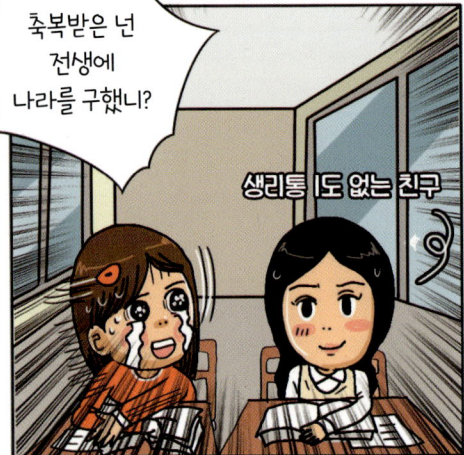
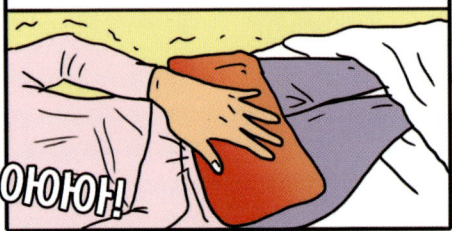

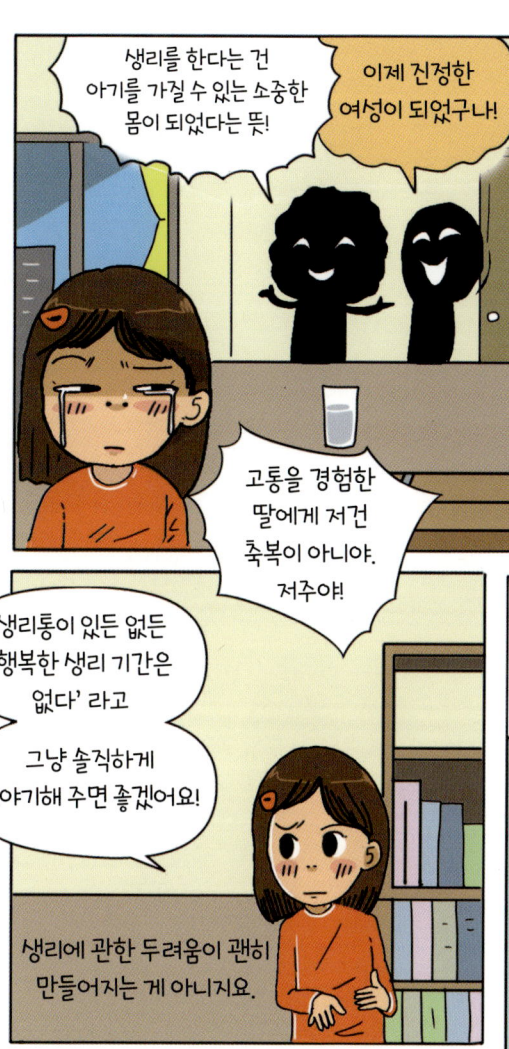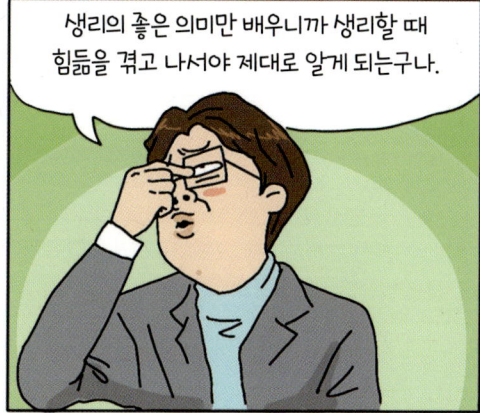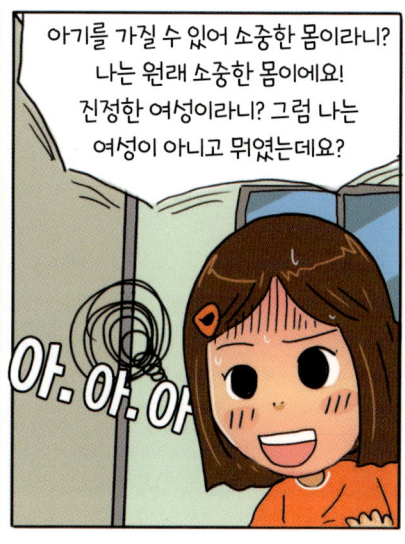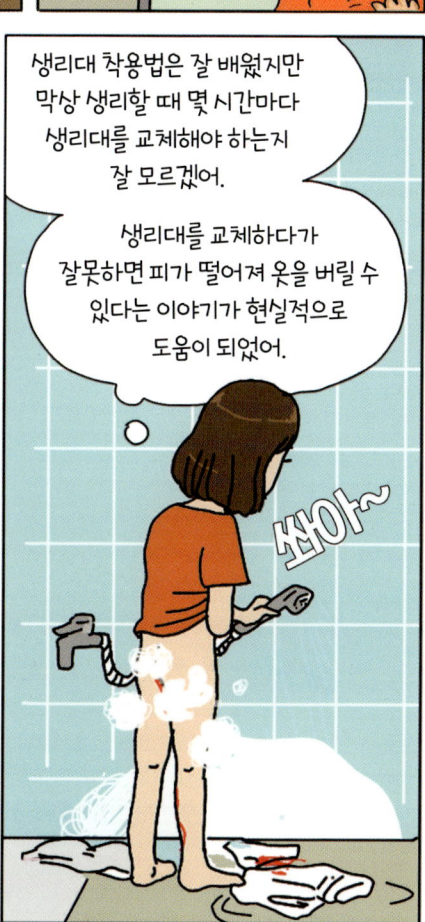

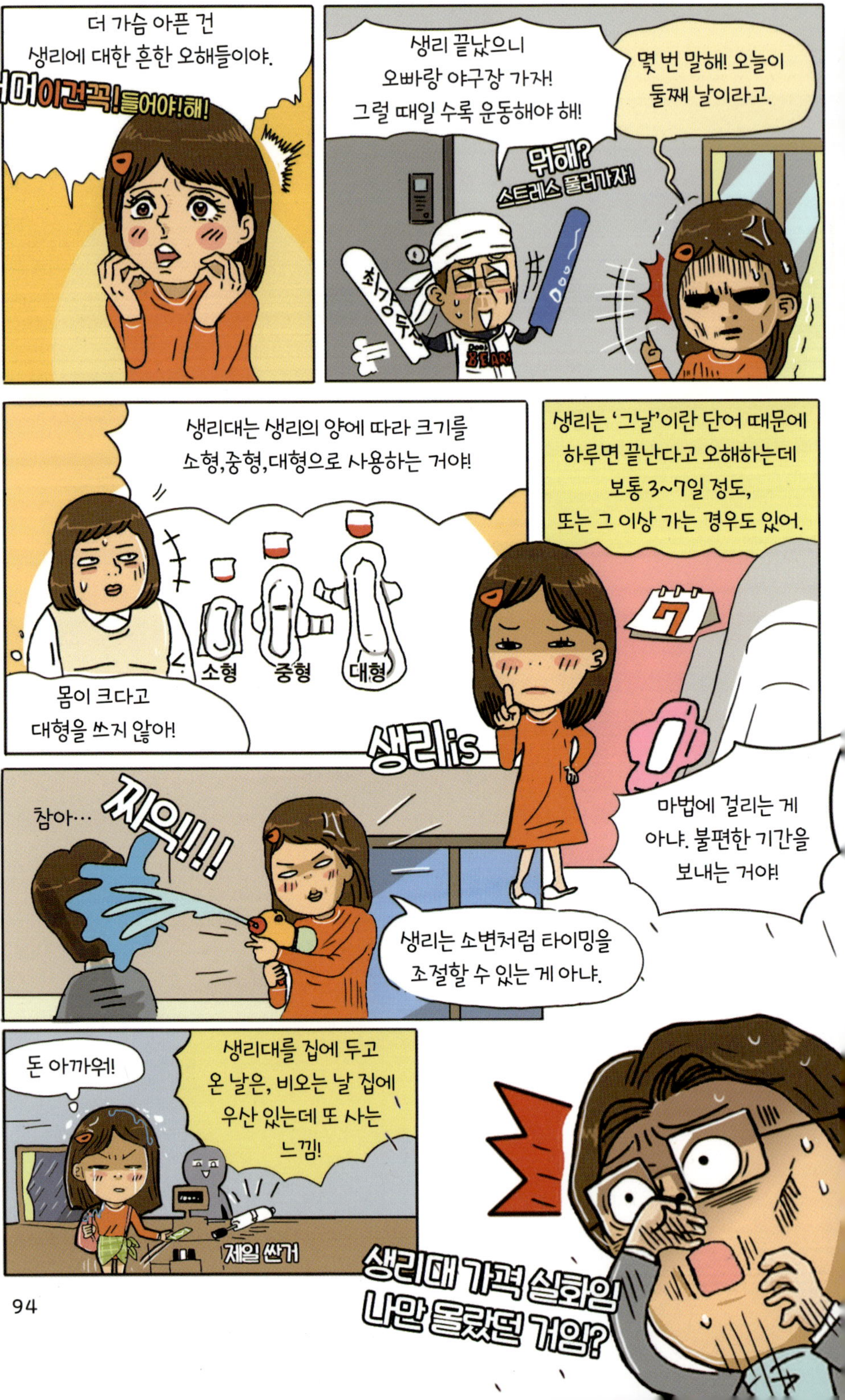

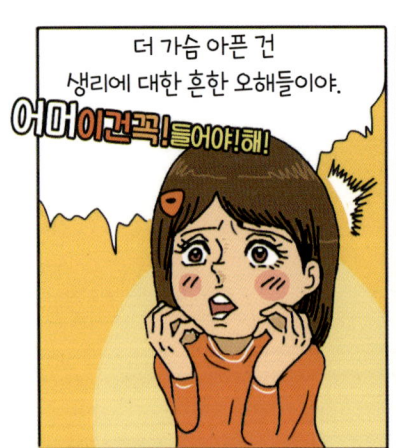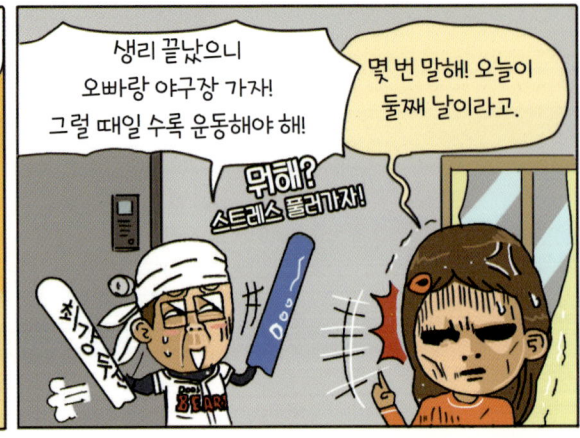

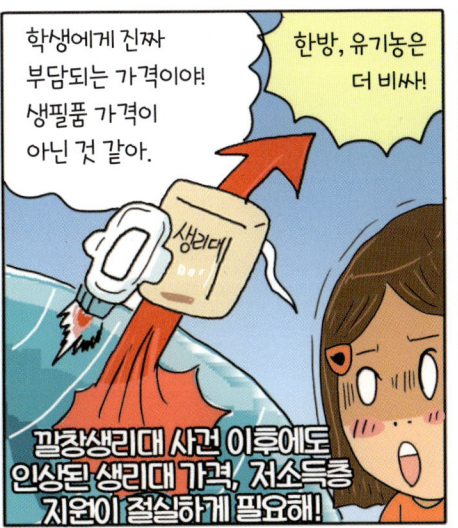
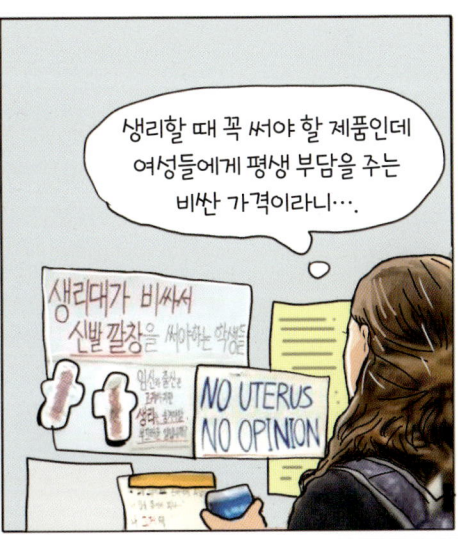
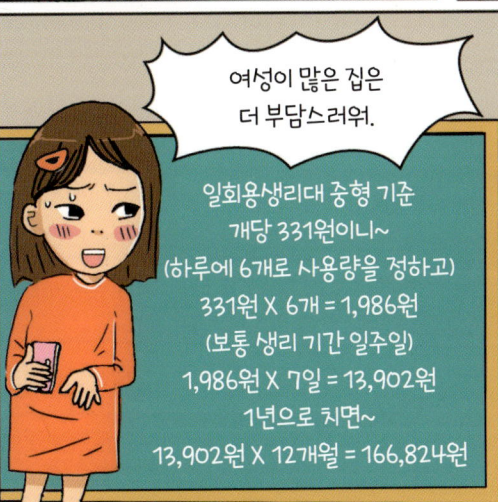
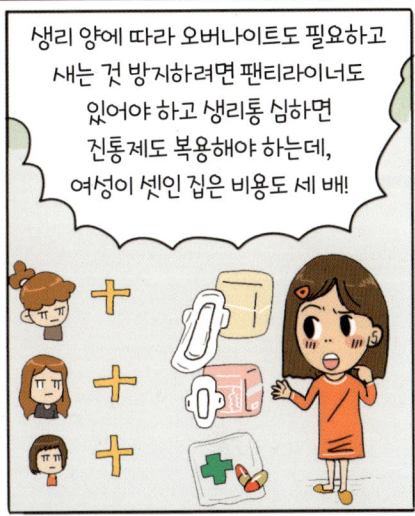
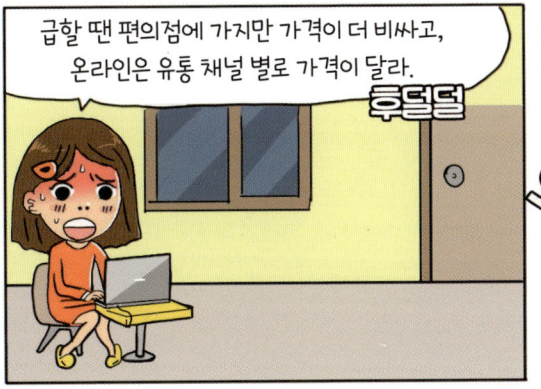
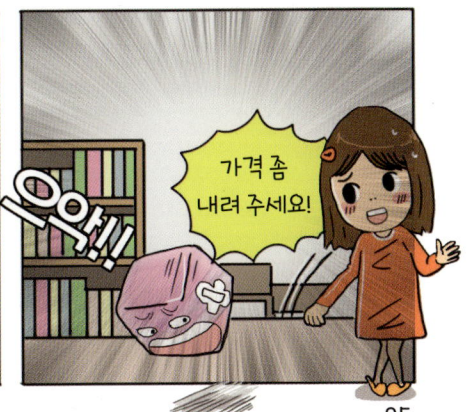

가격 문제뿐만 아니라 방수제나 화학 성분이 없고, 환경을 지키며 내 몸의 건강까지 고려하는 면 생리대, 체내 삽입형 탐폰, 생리컵 등 대안 생리대의 사용이 점차 늘어나고 있어요.

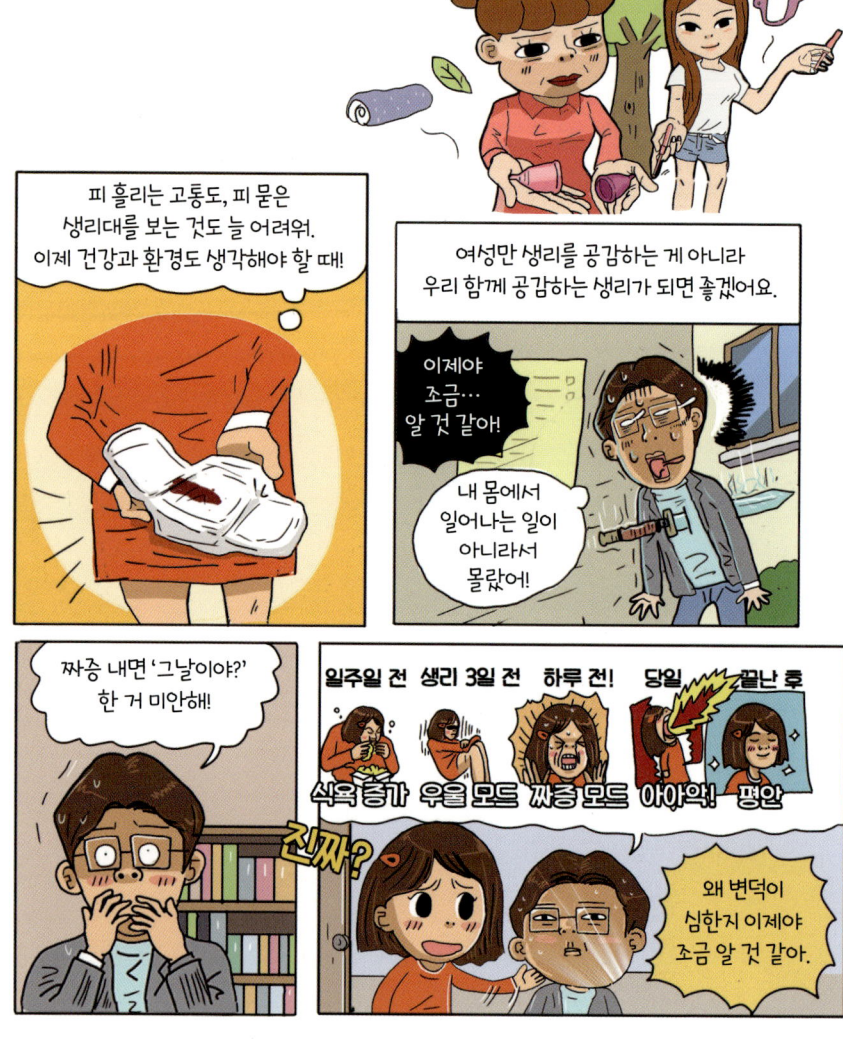

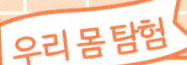
우리 몸 탐험
생리통이 심할 땐 이렇게 하기

생리통은 생리하기 전이나 생리할 때 느끼는 통증을 말해요. 월경통 또는 월경 곤란증으로 불려요. 보통 아랫배를 쥐어짜는 듯한 통증을 느끼지요. 생리통에 대처하는 방법을 알아보아요.

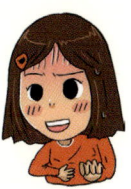

생리통 예방에 효과 있는 음식

카페인, 설탕, 매우 짠 음식, 가공 식품, 밀가루, 기름진 음식, 유제품 등은 생리통을 심하게 합니다. 평소에 이런 음식을 많이 먹고 있는지 관찰해 보세요! 이런 음식들은 줄이고 기름기 없는 단백질, 신선한 채소와 곡물 위주로 식사해요. 생리 기간에는 평소보다 조금 가볍게 먹는 것도 도움이 됩니다. 물을 자주 마시는 것도 잊지 마세요.

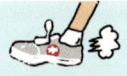
생리통엔 몸을 움직이자

매일 가벼운 스트레칭이나 요가, 걷기를 한다면 변화를 느낄 수 있을 거예요. 물론 생리 기간에도 말이지요. 생리 중이라도 걷기 운동을 하면 통증이 줄어드는 게 느껴질 거예요. 생리통에 좋은 요가 동작을 몇 개 익혀서 생리하기 전부터 꾸준히 해보세요.

생리통엔 몸을 따뜻하게 하자

핫팩을 배 위에 올려놓거나, 방석 위에 앉기. 따뜻한 물로 샤워하기. 몸을 따뜻하게 해주면 통증에 도움이 된다는 이야기는 많이 들어봤죠? 많이 알려졌다는 건 그만큼 효과가 있다는 뜻입니다.

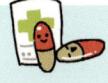
생리통의 통증을 관리하자

통증이 심할 때, 참지 말고 진통제를 복용하는 것을 추천해요. 진통제는 진통이 시작되는 날보다, 진통이 시작되기 하루나 이틀 전에 미리 복용하는 것이 좋습니다. 내성이 생기지 않아요. 생리통이 심하다면 꼭 병원에 가세요! 힘들겠지만 통증의 원인을 제대로 알고 관리해야 합니다. 자신을 잘 돌보고 아껴 주세요. 생리통은 하나씩 노력하다 보면 분명히 좋아집니다.

대안 생리대의 종류와 사용법

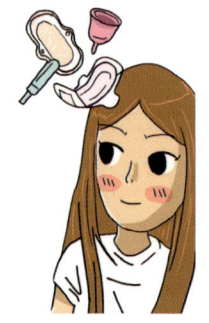

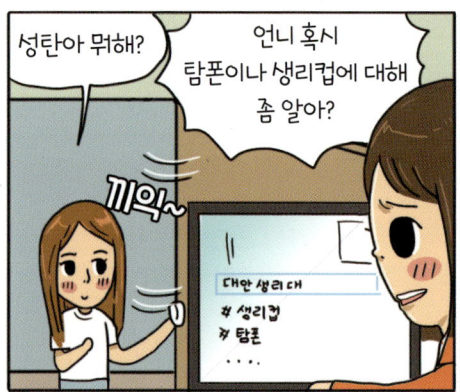

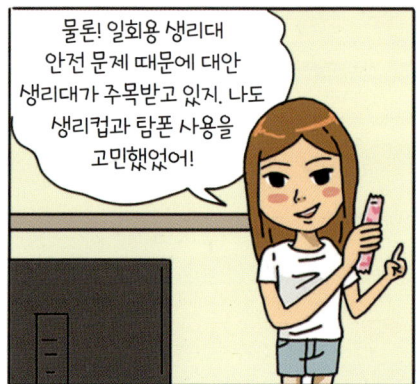

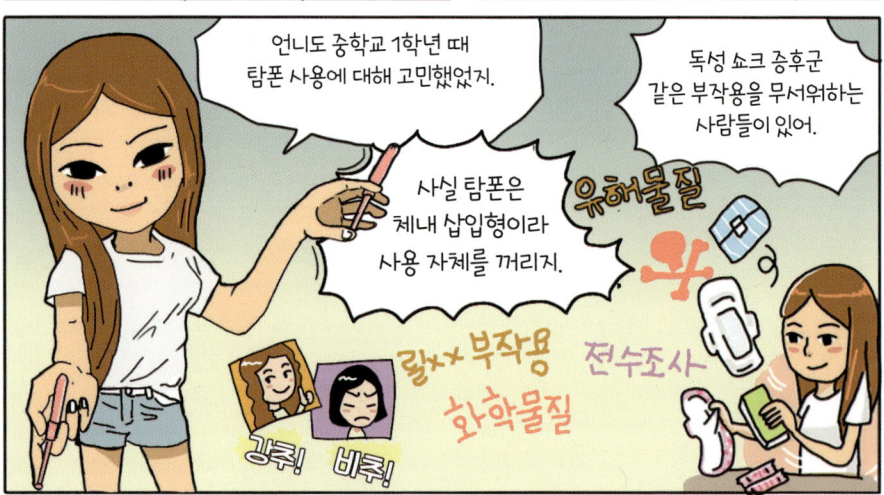

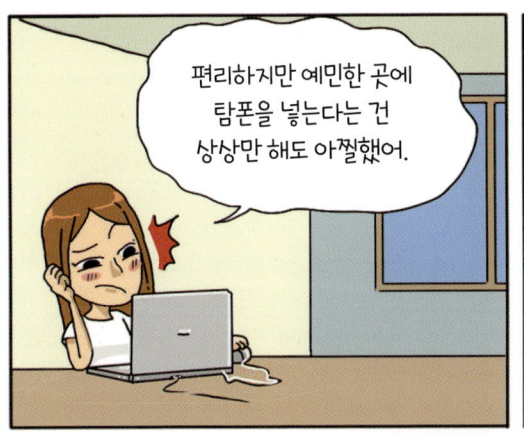
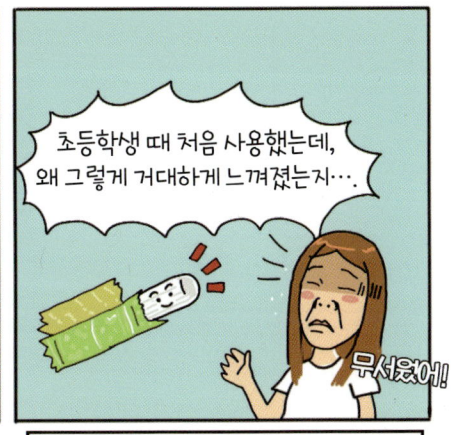
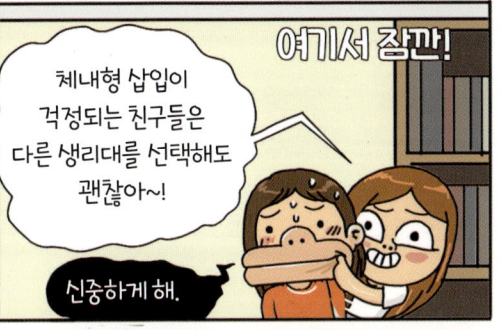
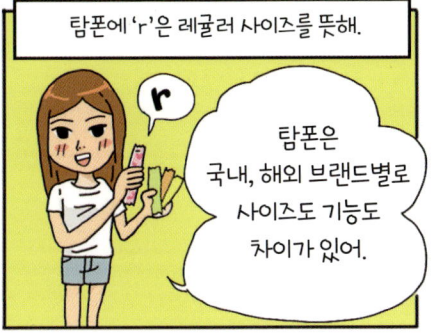
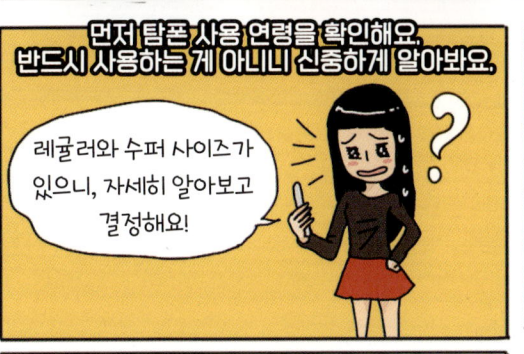
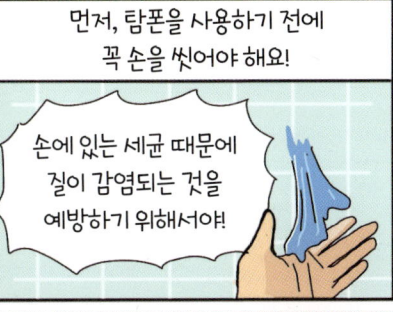
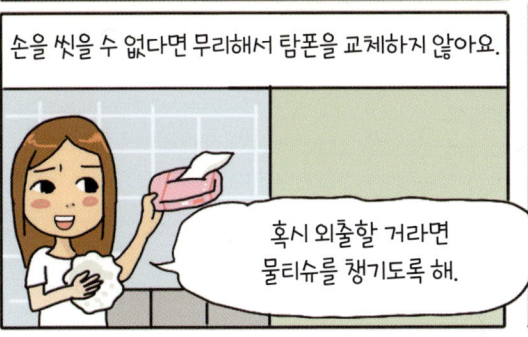
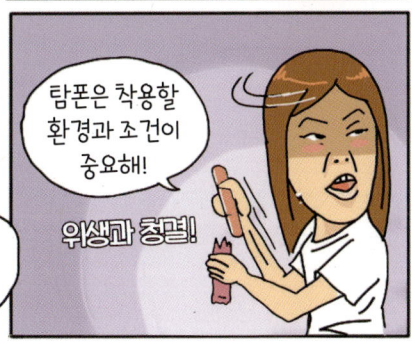

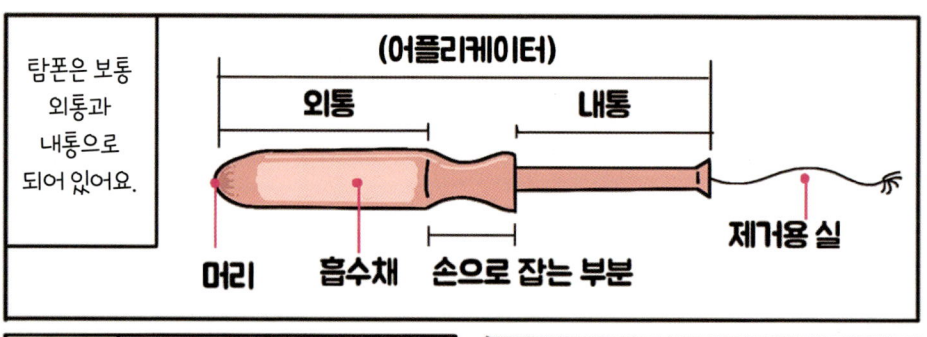

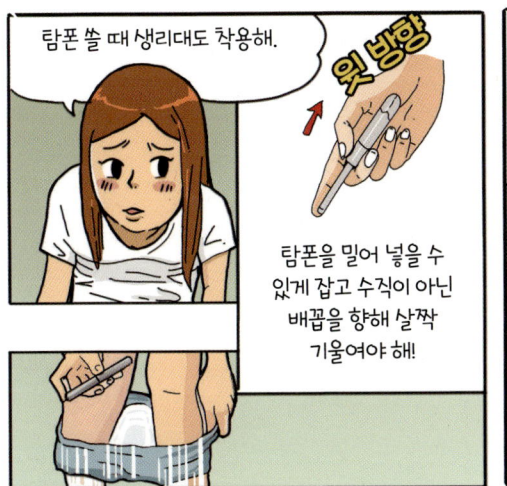
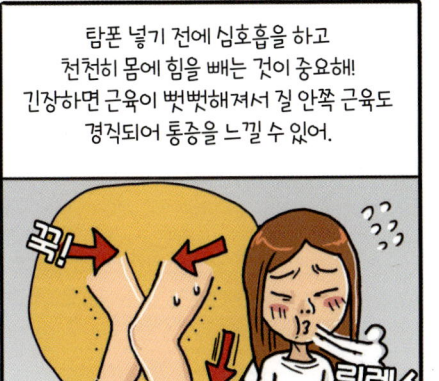
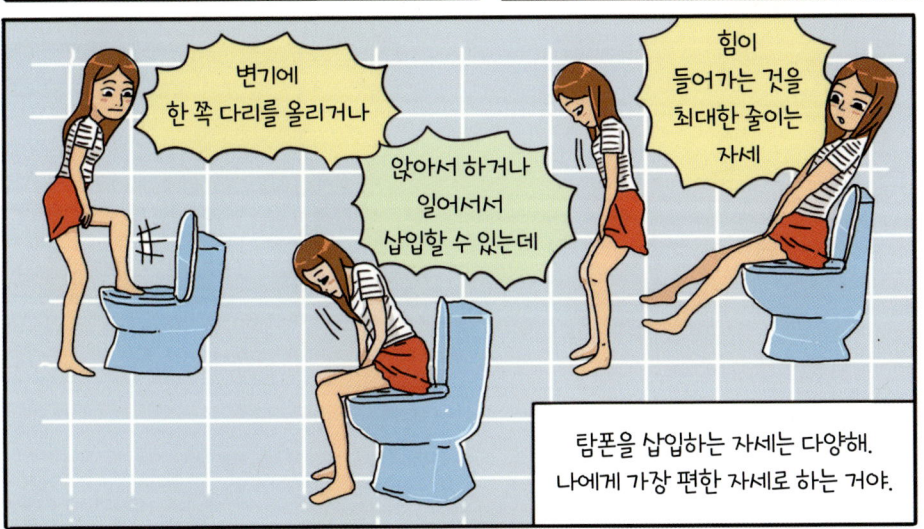
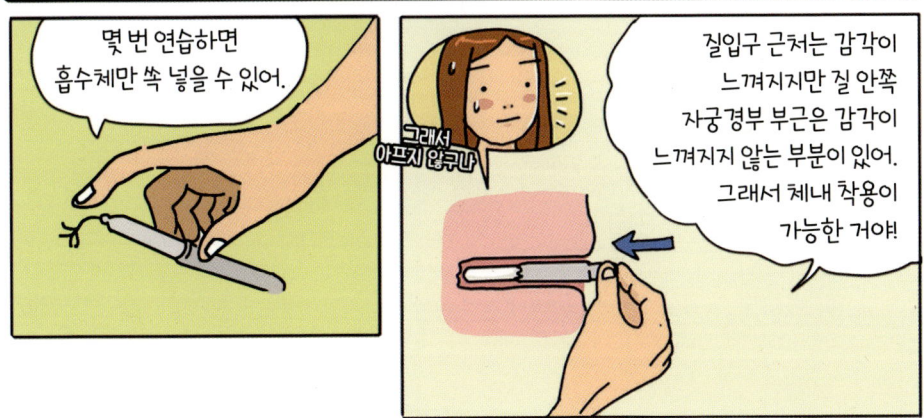

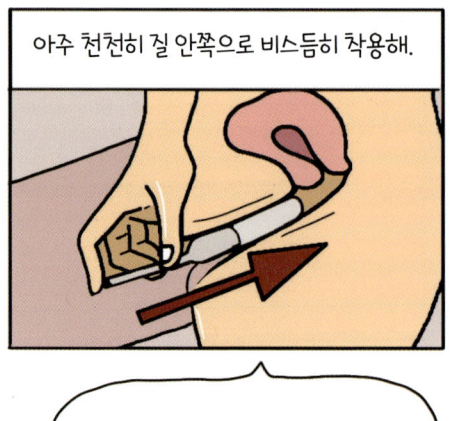

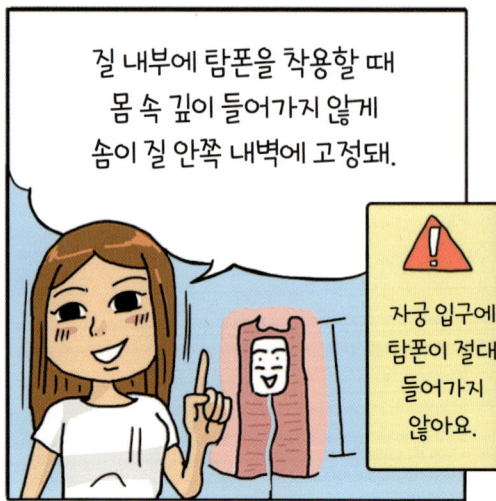

배꼽 방향을 보고 내통을 외통 안으로 밀어 넣어요.
솜이 들어가고 외통이 분리되어 나옵니다.
착용한 뒤에 이물감이 느껴질 수 있어요.
이물감이 계속 느껴진다면 흡수체인 솜이 정확한
곳에 들어가지 못한 것이기 때문에 다시 빼내어
새 것으로 교체해 주세요.

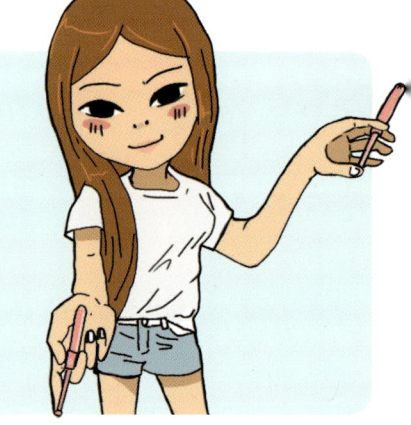

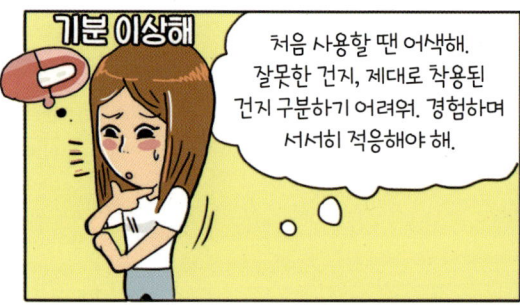

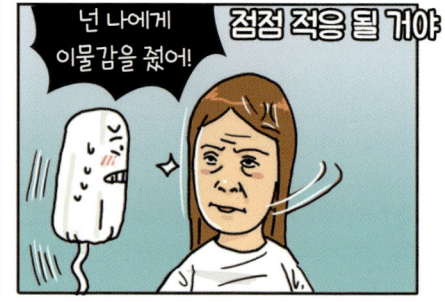

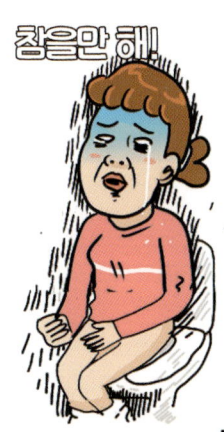
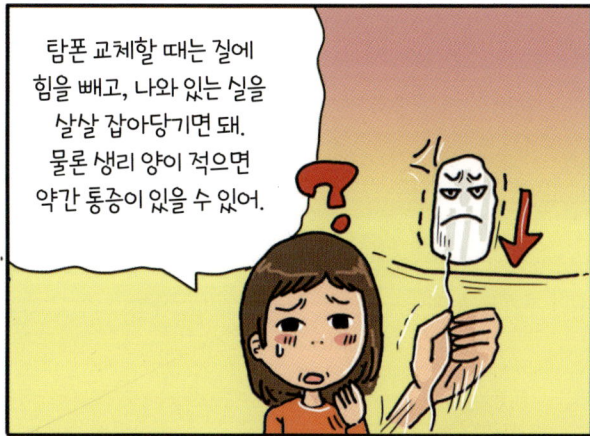
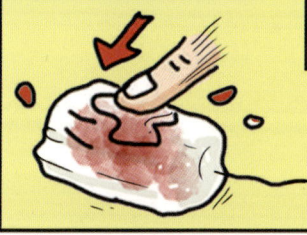
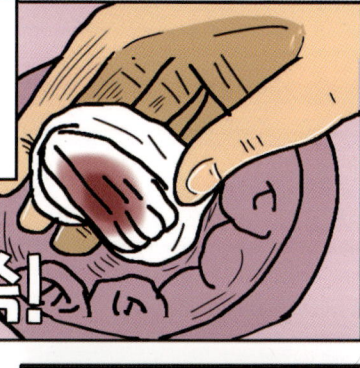
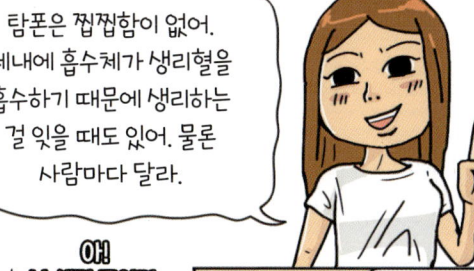
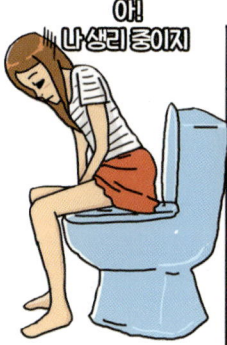
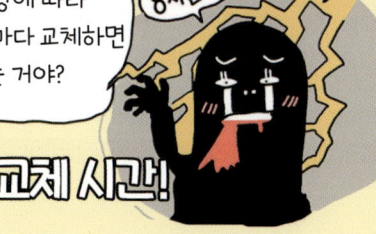

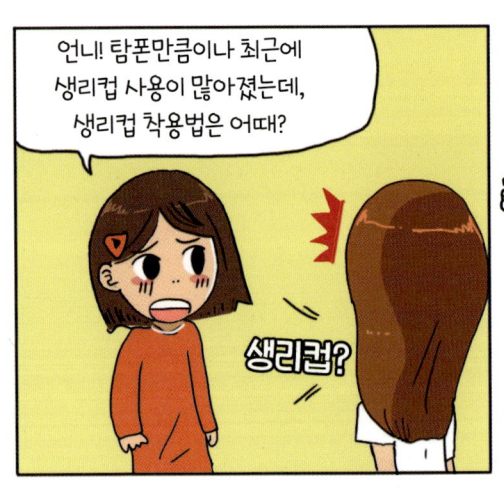
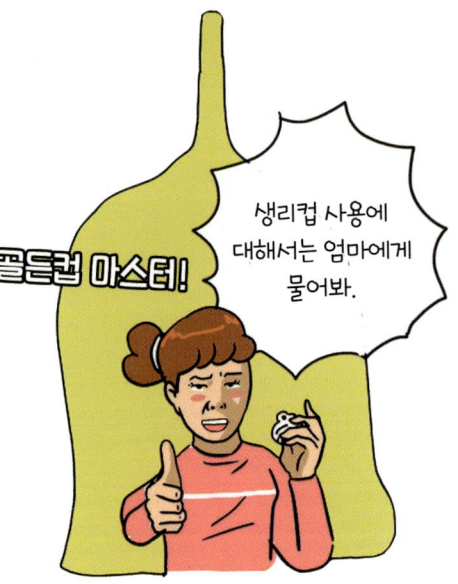
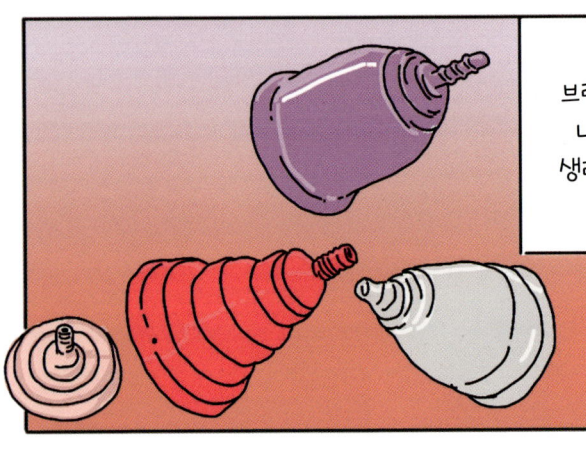

생리컵을 사용할 때는 체내 삽입을 하기 때문에 청결과 위생 상태가 매우 중요해. 손을 깨끗하게 씻고 생리컵을 만져야 하지. 손톱이 길거나 네일아트를 했다면 생리컵을 만질 때 찢어질 수 있으니 더 주의해야겠지? 생리컵은 신체 내부에 맞게 착용해야 해서 자궁경부까지의 체내 길이에 맞춘 제품을 사용해야 해. 요즘에는 산부인과에서 진료할 때 생리컵 사용에 대한 신체 정보를 주기도 해. 생리컵의 꼬리는 직접 잘라서 길이를 조절할 수도 있지.

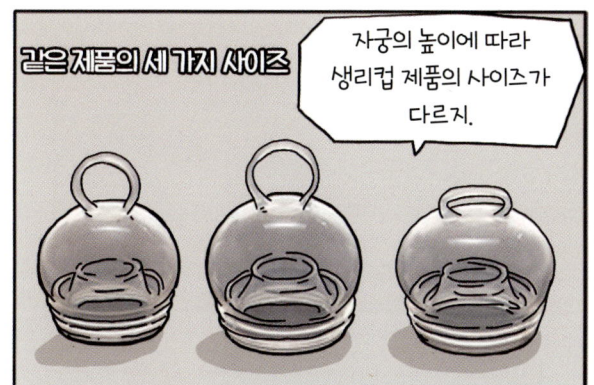

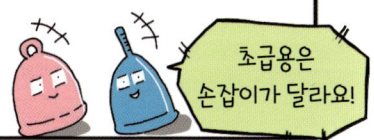

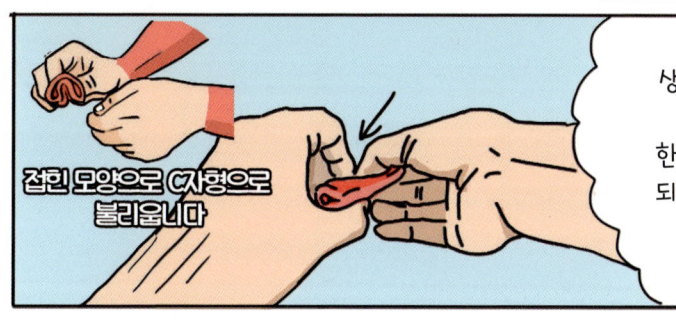

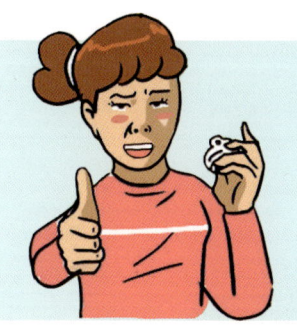

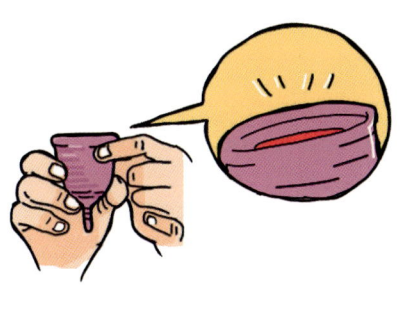

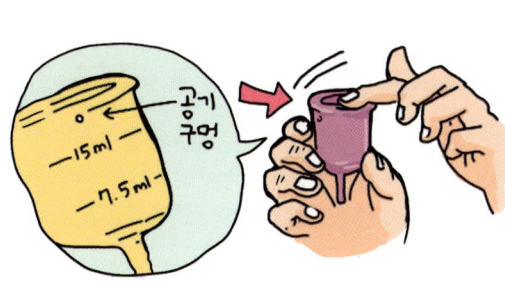

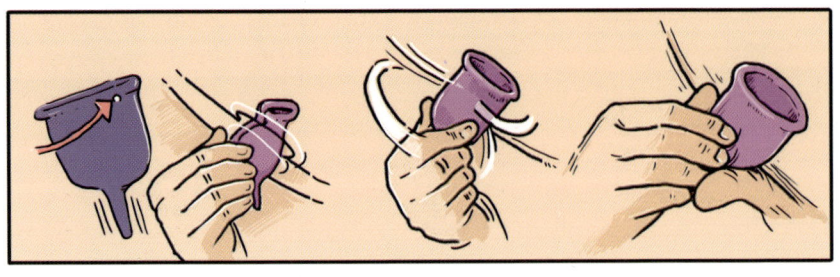

생리 기간에 생리컵을 사용할 때 생리컵이 뻑뻑할 경우 물을 묻혀 사용해요. 뜨거운 물을 식혀서 사용하는 걸 추천합니다.

생리컵을 윗부분부터 서서히 체내에 착용하고 적당히 흔들며 넣어야 해요. 어느 정도 고정되면 긴장을 풀어요. 생리컵이 질 안으로 들어가면 접힌 상태의 생리컵에는 공기가 없기 때문에 컵이 펴지면서 진공 상태로 자리 잡게 돼요.

처음 착용한다면 몸 깊숙이 닿은 것 같은 이물감이나 불편할 텐데, 생리컵이 샐 수 있기 때문에 위생팬티나 팬티라이너를 같이하는 걸 추천해요. 또한 생리컵에 틈이 생겨 생리혈이 새거나 흐르는 것을 살펴야 해요.

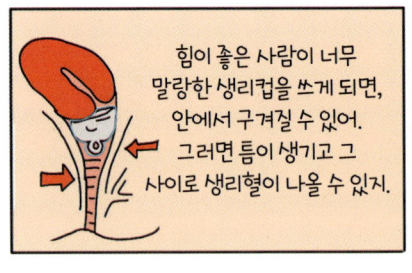

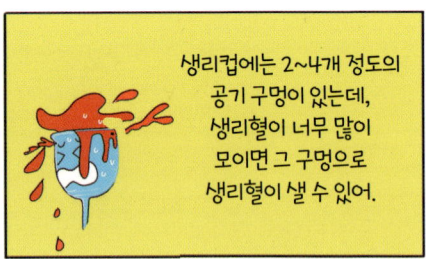

자궁 경부까지 덮을 정도로 높이 착용되었던 생리컵이 자연스럽게 자리를 잡으면 안정적으로 생리컵이 고정되고, 생리컵에 생리혈이 담기지요. 교체를 위해 생리컵을 빼낼 때 탐폰의 실처럼 생리컵의 꼬리를 잡은 뒤 공기 구멍 안으로 공기가 들어가게 해서 진공 상태를 풀어 주어야 해. 천천히 볼일 보듯이 아랫배에 힘을 주고, 생리혈이 흐르지 않게 서서히 빼내요.

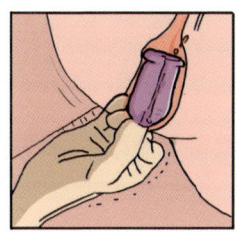 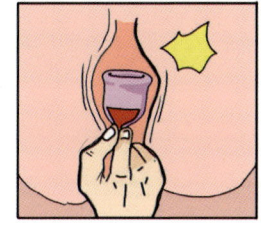 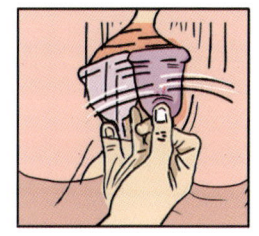

생리컵은 넣을 때도 중요하지만 빼는 방법도 잘 알고 있어야 해요. 그리고 생리컵을 만질 때는 반드시 손을 씻어야 해요. 다음의 순서를 확인하고 잘 기억해 주세요.

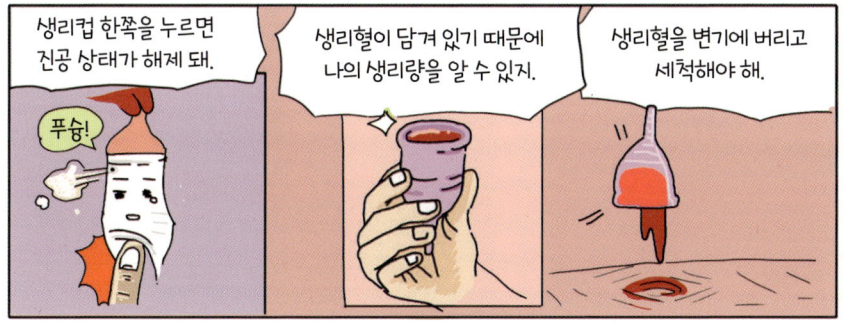

생리컵 세척에 대해 알아 보아요!

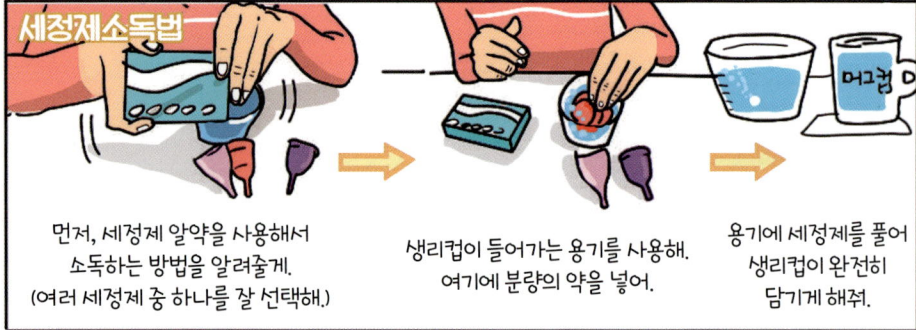

세정제소독법

먼저, 세정제 알약을 사용해서 소독하는 방법을 알려줄게. (여러 세정제 중 하나를 잘 선택해.)

생리컵이 들어가는 용기를 사용해. 여기에 분량의 약을 넣어.

용기에 세정제를 풀어 생리컵이 완전히 담기게 해줘.

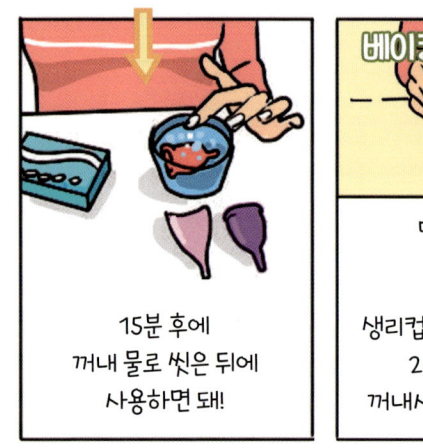

15분 후에 꺼내 물로 씻은 뒤에 사용하면 돼!

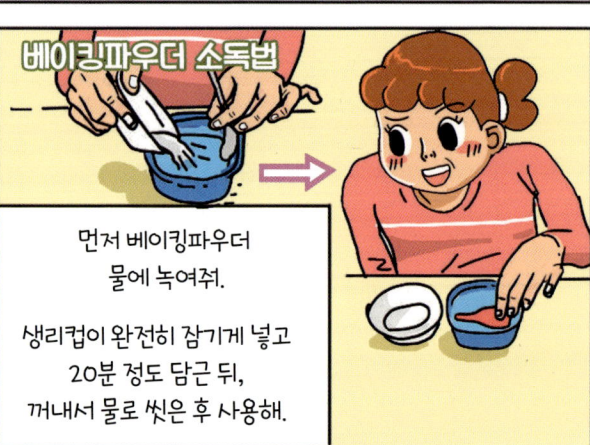

베이킹파우더 소독법

먼저 베이킹파우더 물에 녹여줘.

생리컵이 완전히 잠기게 넣고 20분 정도 담근 뒤, 꺼내서 물로 씻은 후 사용해.

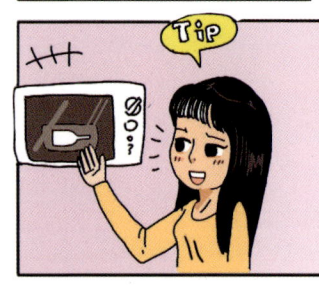

전자렌인지 천연 소독법

아기 젖병 소독하는 천연소독제, 먹어도 상관 없는 '메디크로스' 등을 사용해도 돼. 구매하면 통도 함께 오는데 물을 넣고 전자레인지에 돌리면 간편하게 소독할 수 있어.

끓는물 소독법

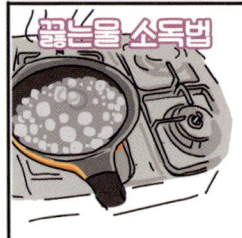

끓는 물에 5분~10분 넣고 함께 끓여주면 돼!

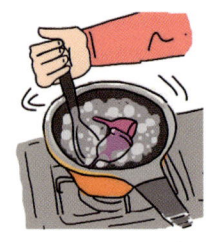

주의할 점으로 생리컵이 냄비 바닥에 닿아 녹지 않도록 자주 저어주어야 해.

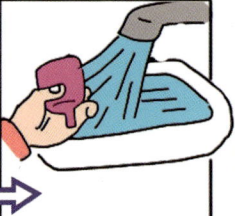

5분~10분 지난 뒤 꺼내어 찬물에 충분히 씻어줘.

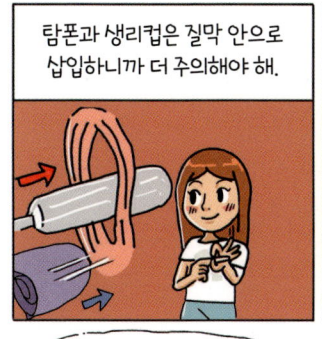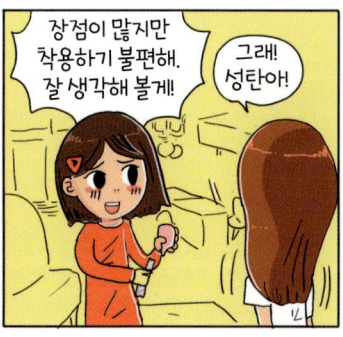
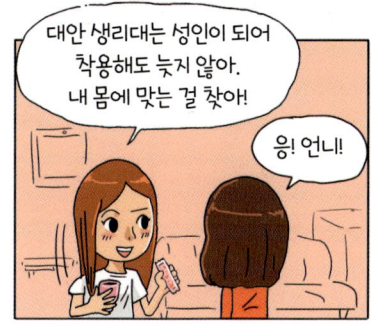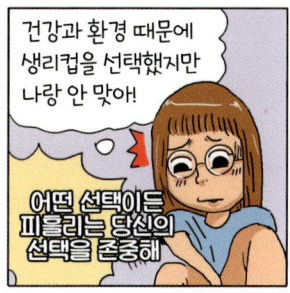

생리컵의 첫 사용은 좀 어려울 거예요. 시행착오의 시간이 꼭 필요하죠. 대안 생리대도 장점과 단점이 있기 때문에 자신에게 맞는 생리대를 찾아 쓰는 게 중요해요. 서두르지 않아도 돼요. 대안 생리대를 찾는 노력은 자기 몸을 사랑하는 일이기도 해요. 생리에 적응하며 감당하는 멋진 여성의 모습이랍니다.

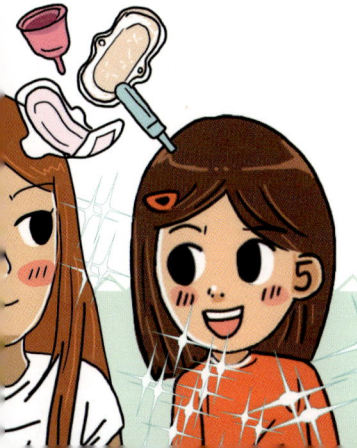

흔한 감기 같은 질염!

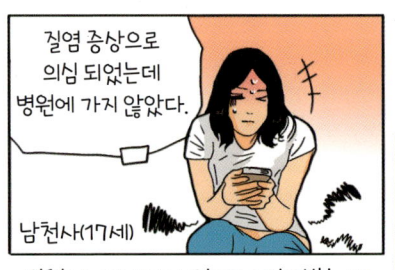

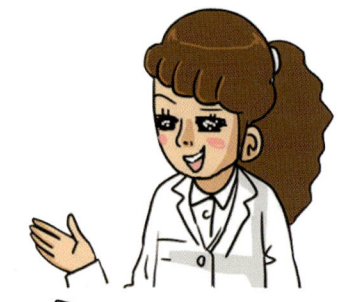

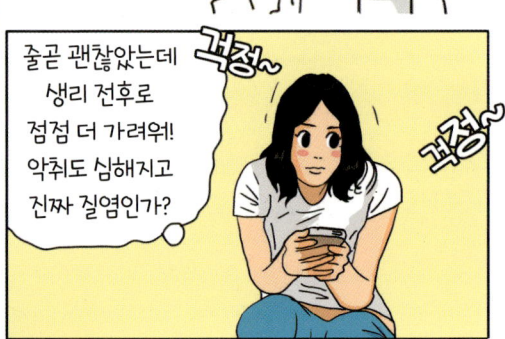

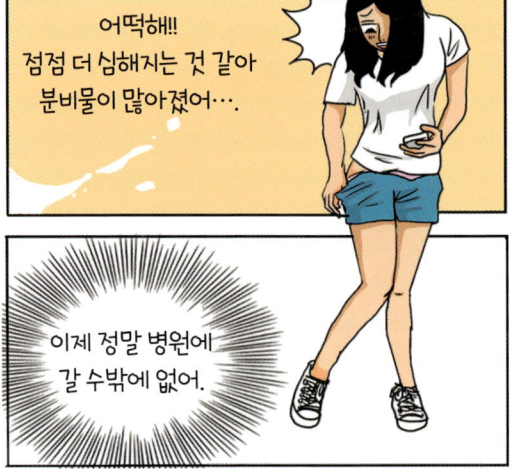

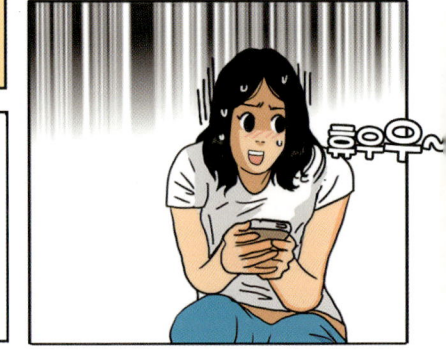

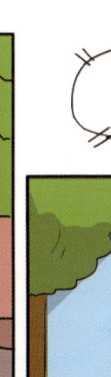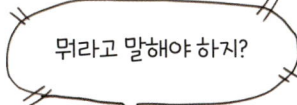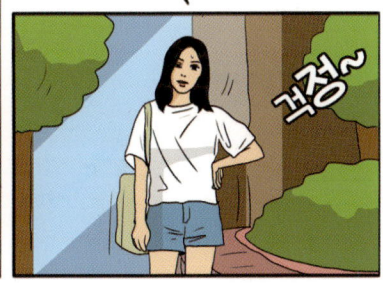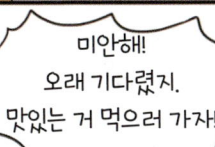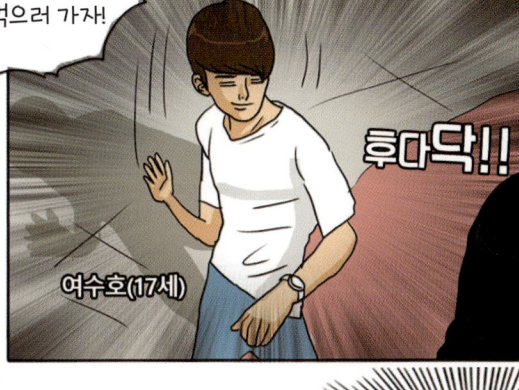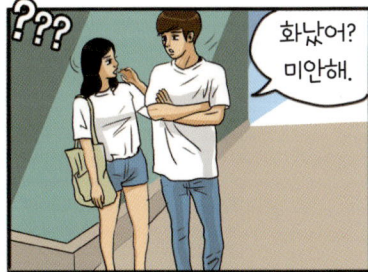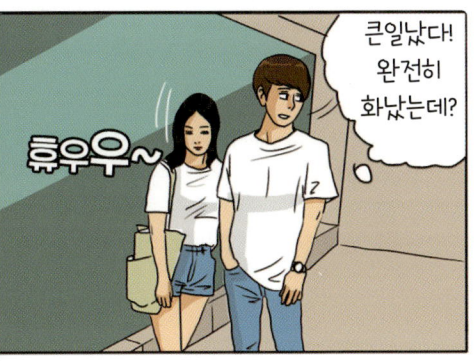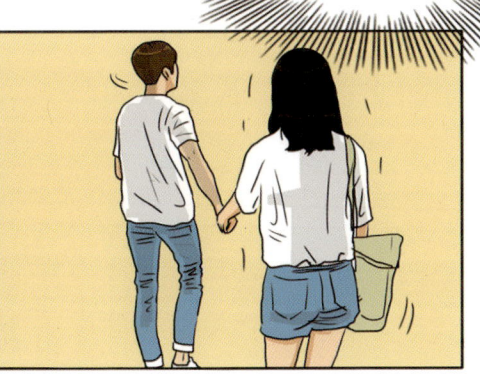

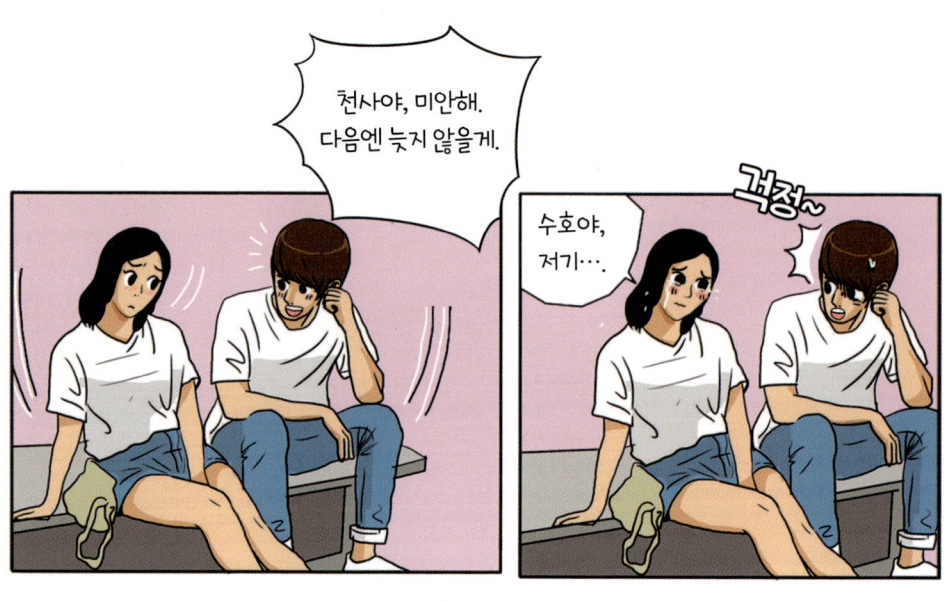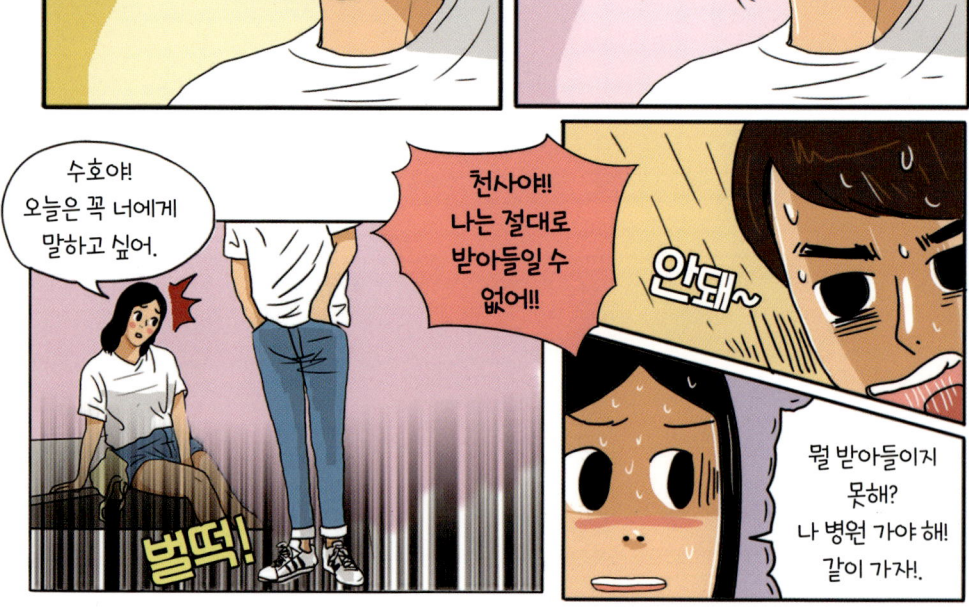

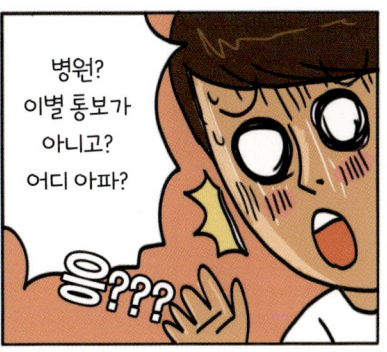
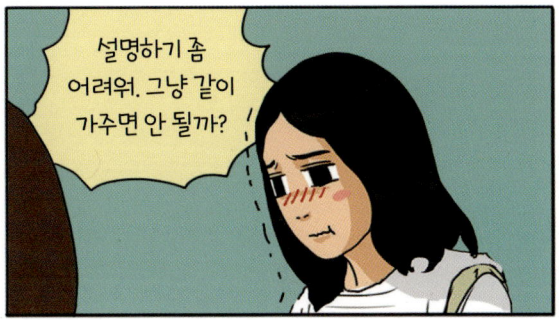
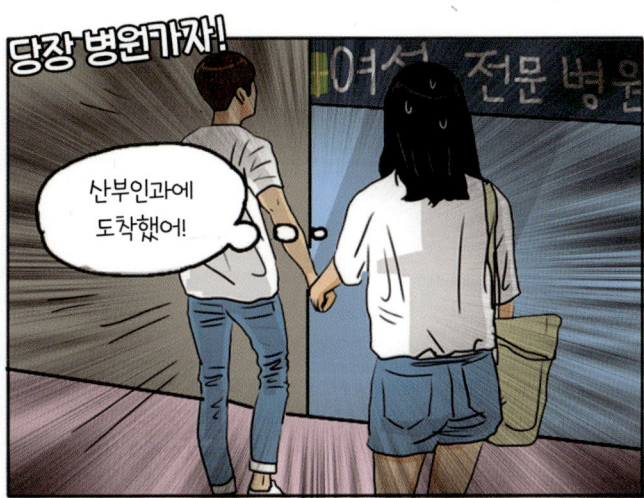
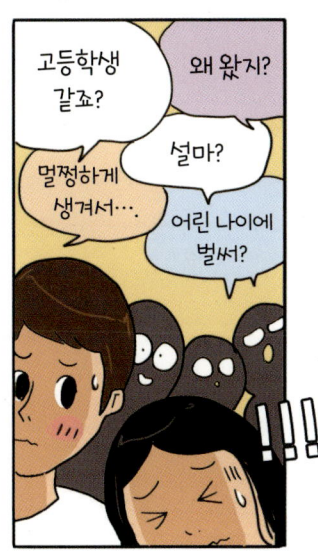
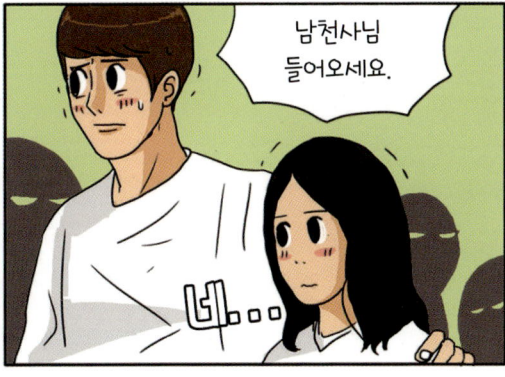
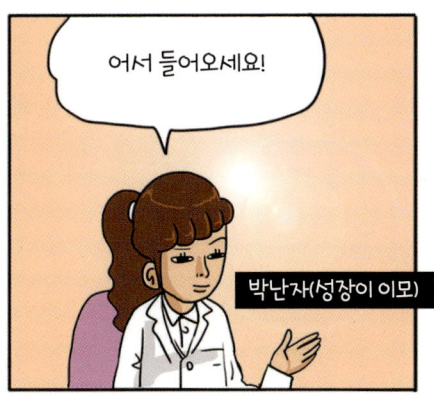

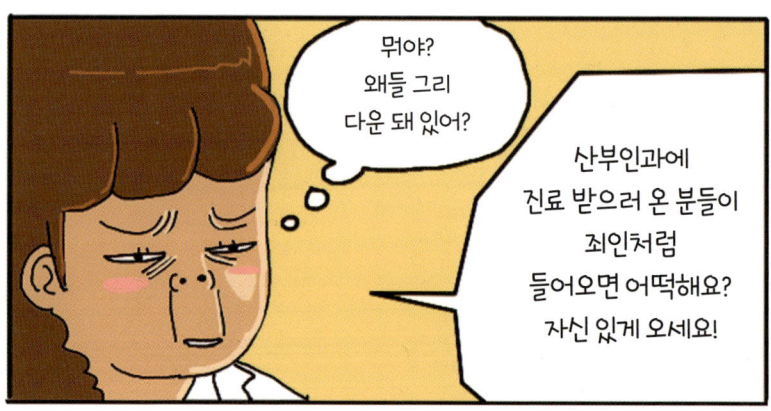
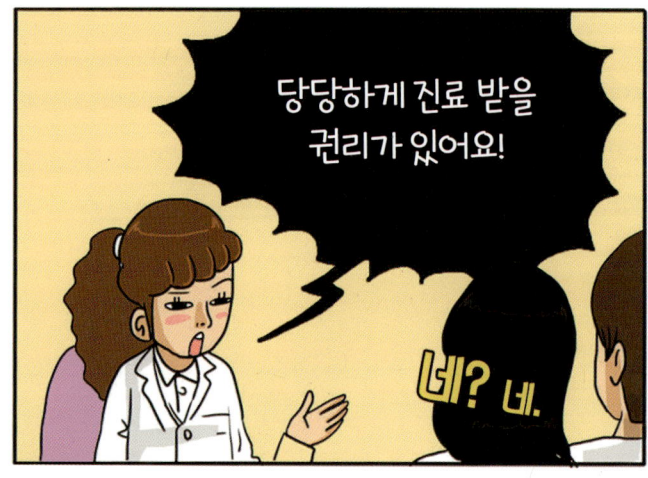
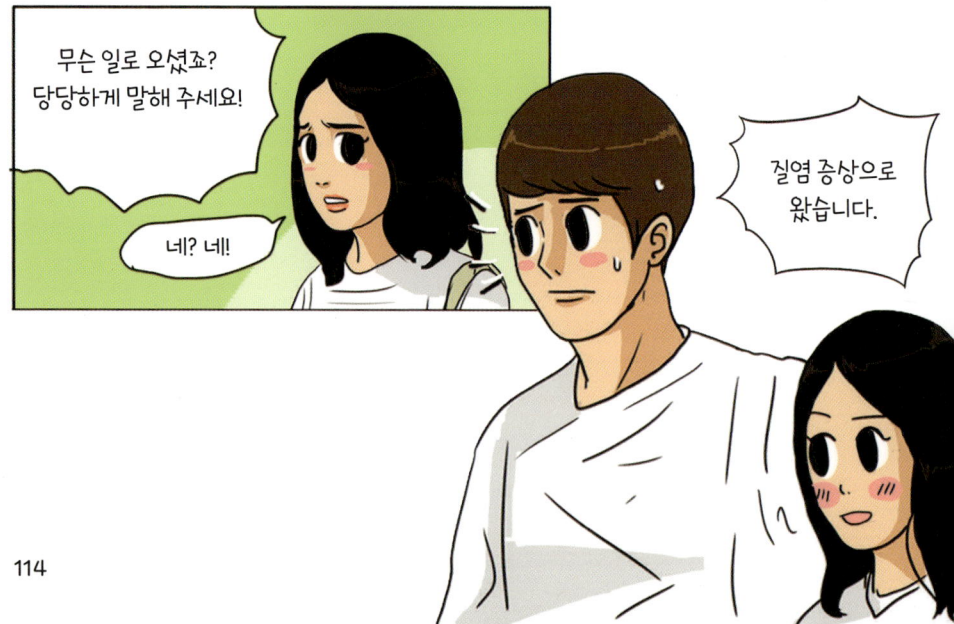

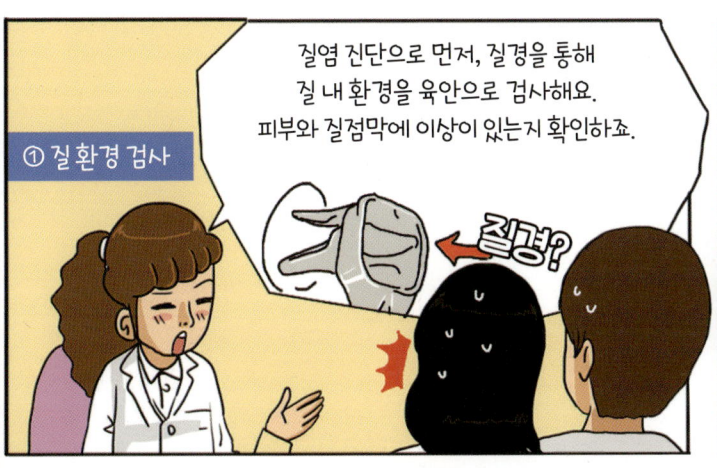
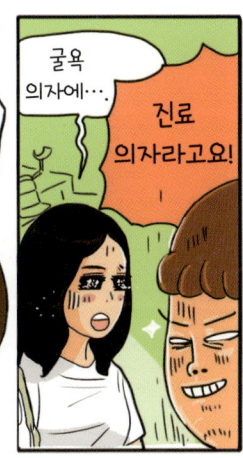
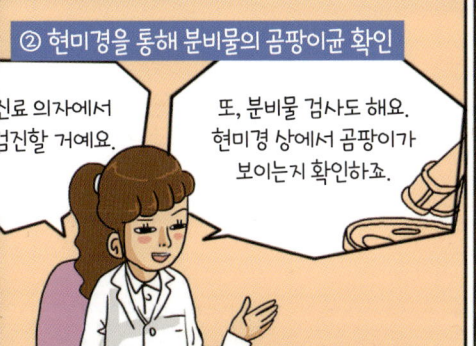
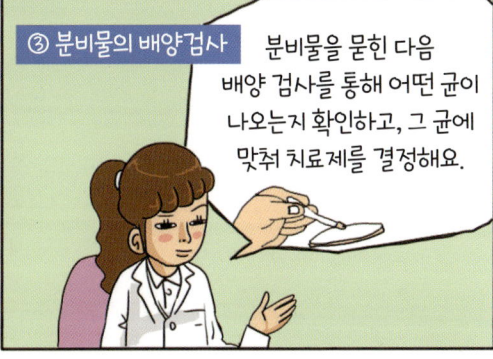
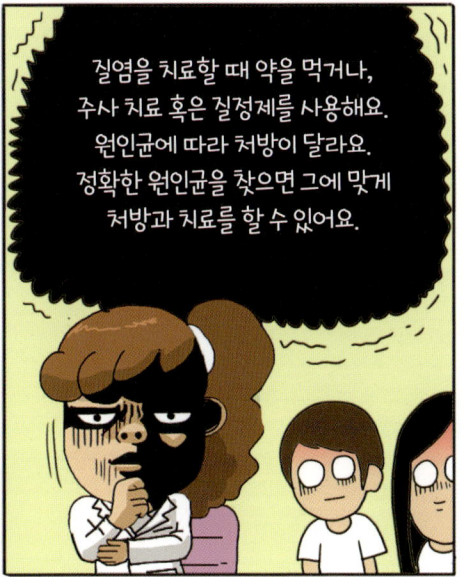
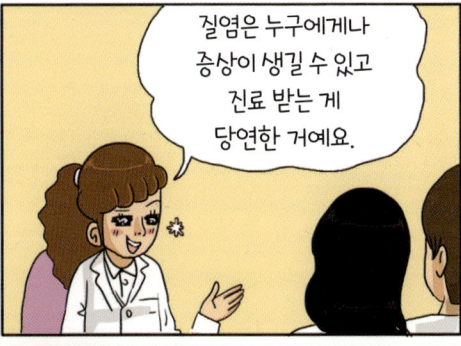
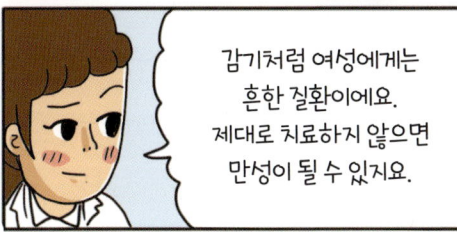

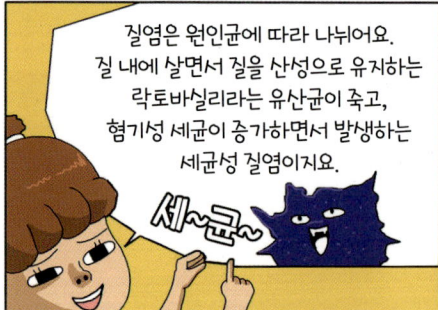
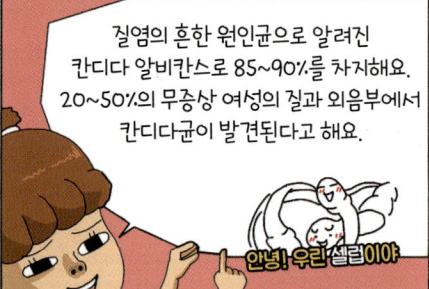
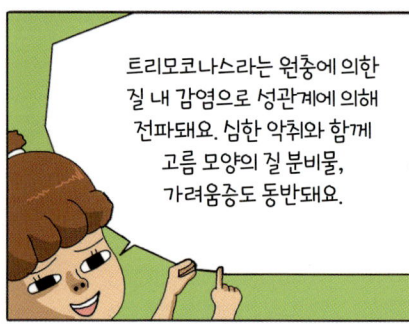
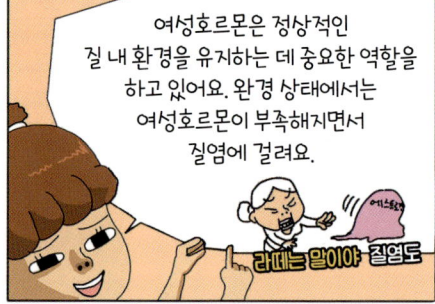

질염 공통 증상

질염은 생활 리듬의 변화, 수면 부족, 영양 부족, 면역력이 떨어지고 피곤이 쌓이면서 스트레스가 증가해 몸의 균형이 깨지는 것이 원인이 되기도 해요. 또 타이트한 스타킹과 레깅스를 자주 신거나 잘못 세탁한 경우에도 발생해요.

- 분비물의 양이 늘어나고 거품이 보인다.
- 분비물이 치즈 혹은 두부 덩어리와 비슷하다.
- 분비물의 색이 회색, 노란색, 연두색을 띤다.
- 생선 비린내와 비슷한 악취가 난다.
- 질 입구가 가렵거나 따갑고, 빨갛게 부어오른다.
- 소변을 볼 때 쓰라린 느낌이 든다.

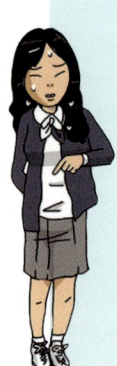

자가 진단일 뿐 정확한 진단은 산부인과 진료를 통해 알 수 있답니다.

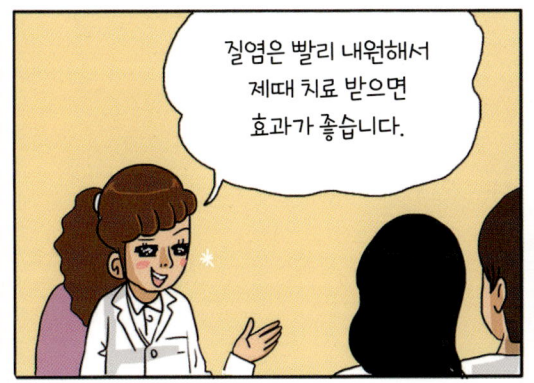
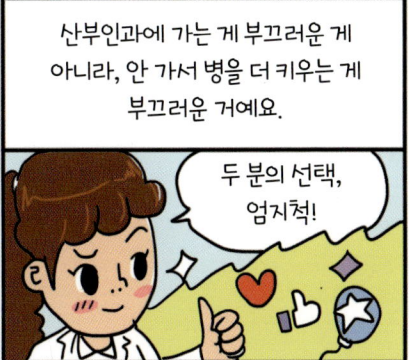
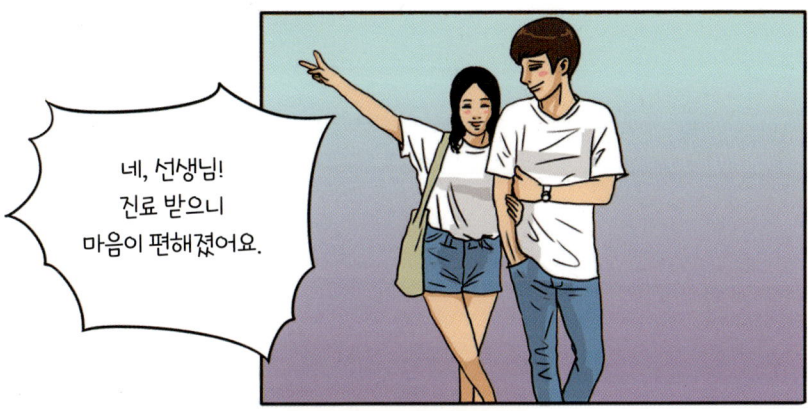
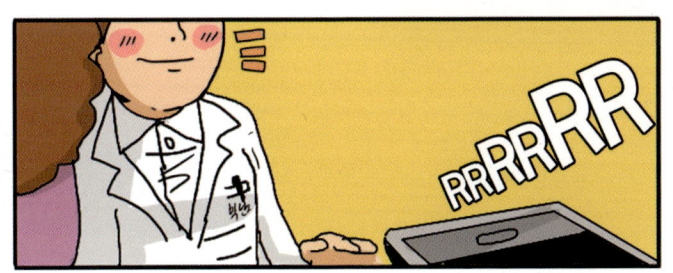
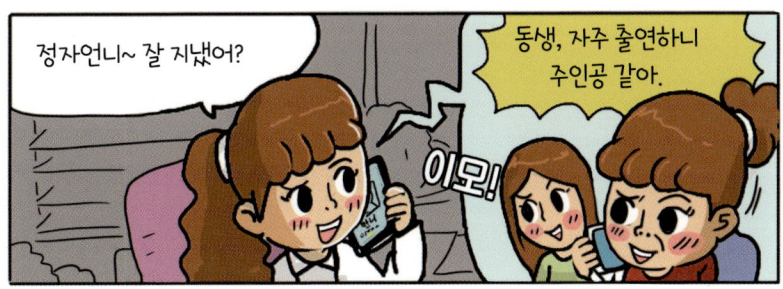

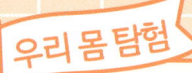
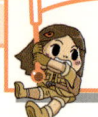

질염 정복하기

이럴 땐 꼭 병원에 가야 해요

- 생애 처음으로 질염에 걸렸어요.
- 임산부, 혹은 임신이 의심스러워요.
- 최근 6개월 동안 2번 이상 칸디다증을 앓았어요.
- 성병(STD)에 걸린 적이 있다면, 2개 이상의 균에 감염될 수 있어요.
- 상대방이 성병에 감염되었어요.
- 16세 미만 혹은 60세 이상이에요.
- 생리 기간이 아닌데 질에서 피가 나요.
- 질이나 외음부에 상처, 궤양, 수포가 생겼어요.
- 아랫배 혹은 소변 볼 때 통증이 느껴져요.
- 일반 의약품으로 7일 동안 치료해도 좋아지지 않아요.

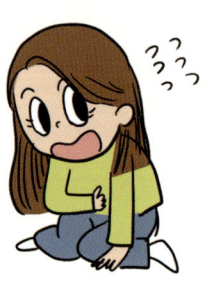

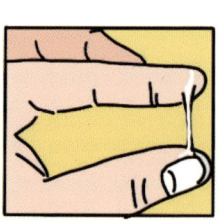
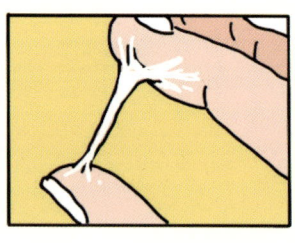
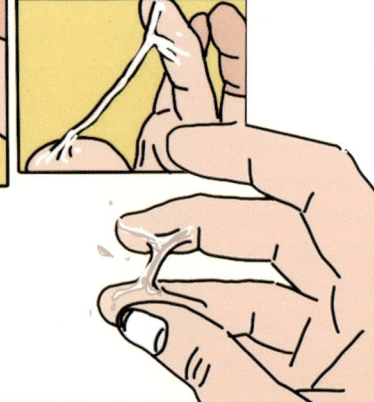

질염 예방법

- 속옷과 바지는 몸에 딱 맞는 옷보다 통풍이 잘되는 걸 입어요.
- 외음부를 씻은 뒤에는 완전히 건조시켜 주세요. 여성의 질은 항상 습해서 세균이 증식하기 쉬워요.
- 대변을 본 뒤에는 앞에서 뒤로 가는 방향으로 닦아요.
- 외음부에 손을 대기 전에 먼저 손을 씻어요.
- 좌욕 또는 반신욕을 꾸준히 해주세요.
- 규칙적인 생활 방식으로 몸의 밸런스를 유지해요.
- 속옷은 순면 재질을 입어요.
- 약산성 여성청결제를 사용해요.
- 정기적으로 따뜻한 물로 질을 세척함으로써 건강한 질내 환경을 유지시켜 줘요.
- 악취 혹은 가려움증, 따가움 등이 느껴진다면 나이, 성관계 유무와 상관없이 산부인과에 방문해요.

산부인과 의사가 대답해 주는 여성 건강의 모든 것!
김희선 산부인과 의사

13장
생명 존중 교육과 피임

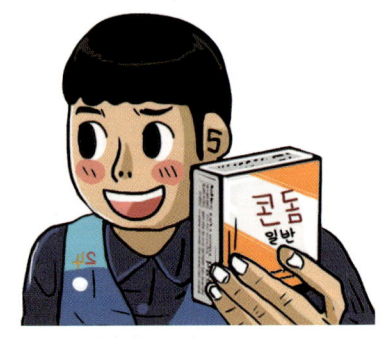

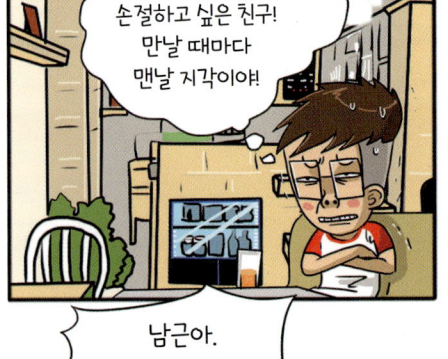

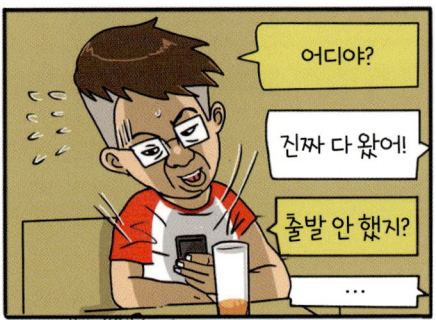

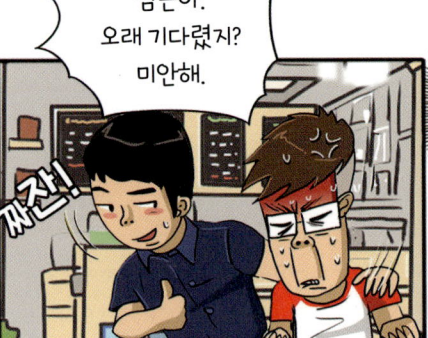

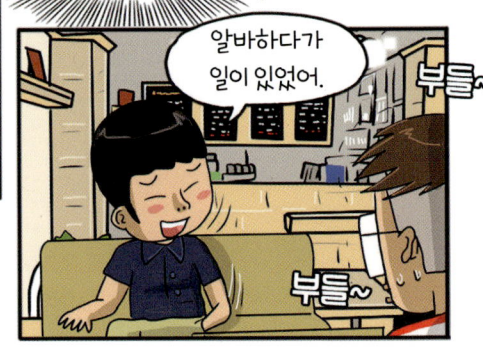

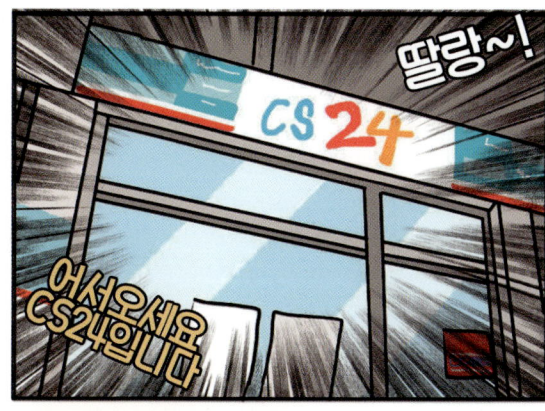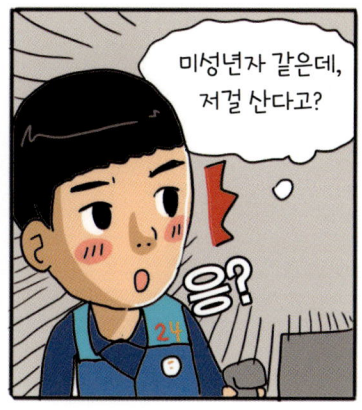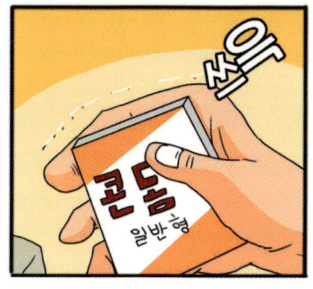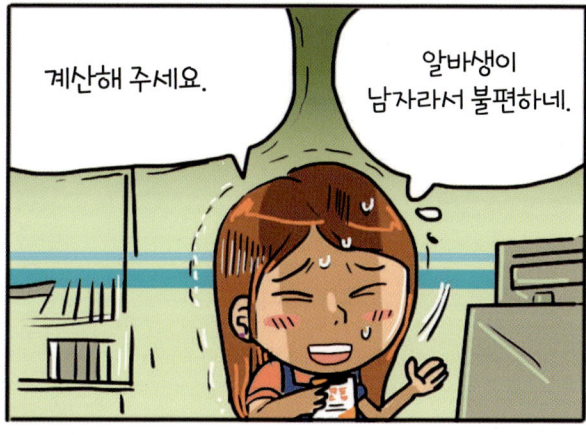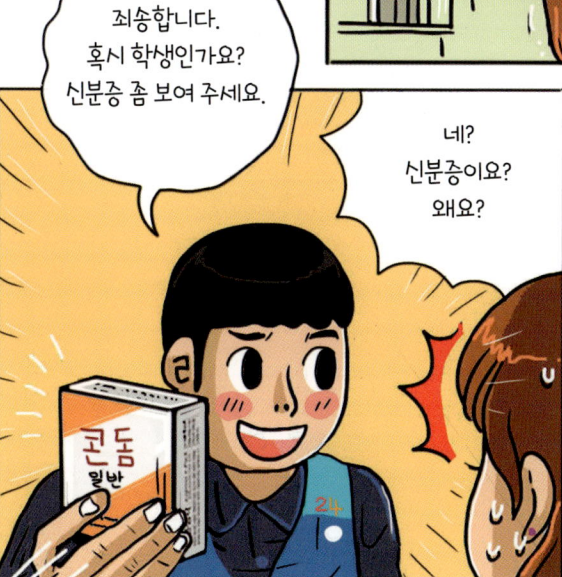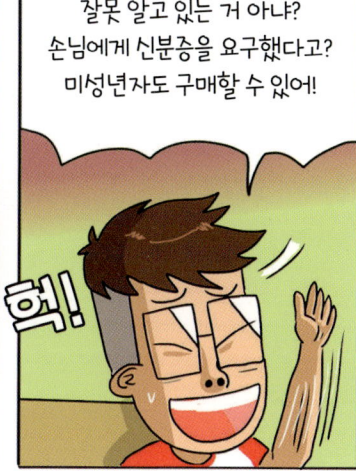

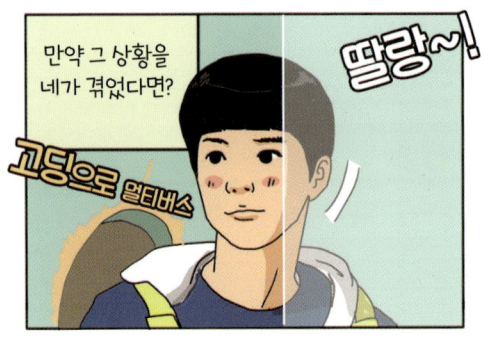
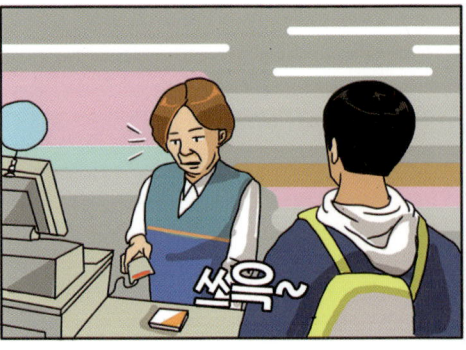
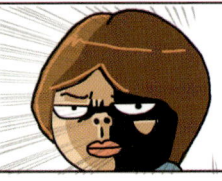
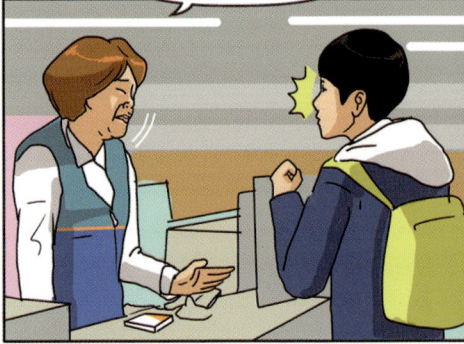
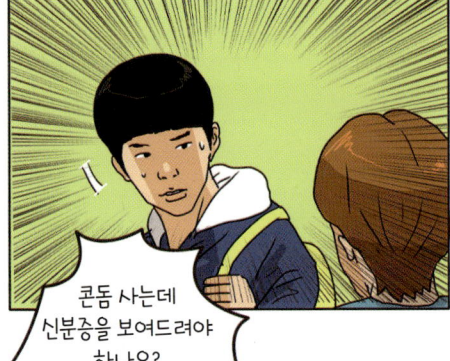
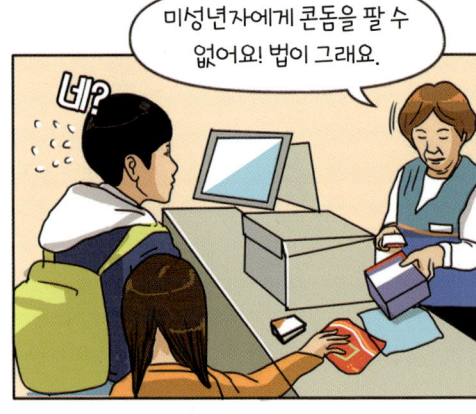

일반형 콘돔은 미성년자, 청소년도 구매 가능한 제품이에요. 성인들만 이용할 수 있는 술, 담배와 달라요. 하지만 대부분 청소년은 구매할 수 없는 제품으로 알고 있지요.

법적으로 콘돔을 구매할 수 있는 나이의 청소년이, 콘돔을 사는 것은 어려운 일이에요. 여전히 사회에서 청소년의 콘돔 구매를 허용하지 못하지요. 청소년이 콘돔을 사용할 수 없다고 인식하고 있어요.

청소년이 피임이나 콘돔에 대해 알게 되면 성관계로 이어지거나, 성관계를 할 수 있는 가능성이 생긴다고 여겨요. 그렇게 임신의 위험성으로 바라봅니다. 어른들은 청소년들이 아직 성인이 되지 않았기 때문에 보호해야 한다고 생각해요. '어떻게 해야 하는지'를 알려주지 않고, '하지 마'처럼 차단하지요.

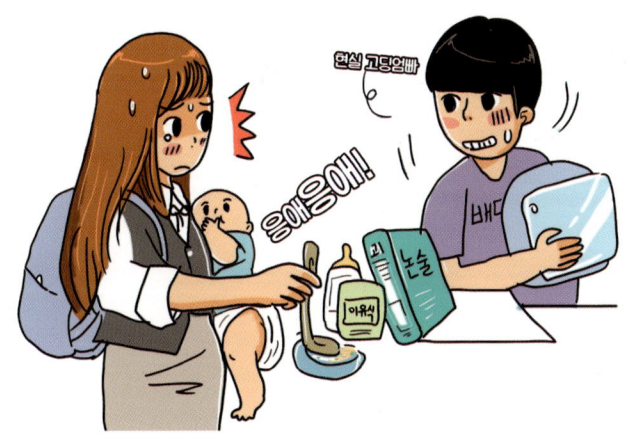

성관계와 피임을 제대로 가르치지 않고 생명에 관한 소중함을 가르칠 수 없습니다. 고딩엄빠, 중딩엄빠, 임신 중절(중단, 낙태)과 같은 결과가 현실이 될 수 있어요.

생명은 무엇보다 고귀합니다. 성관계와 임신은 엄청난 책임이 따르는 것이에요. 그래서 청소년에게 허용을 가르치는 것이 아니라 책임을 알려 주어야 해요.

피임 교육은 생명을 존중하고, 선택과 책임을 지는 교육이에요. 중학생부터 피임에 대한 정확한 정보와 지식을 배워야 해요.

콘돔 착용은 임신을 막는 피임도 되지만 성병도 예방할 수 있어요. 성병은 감염된 사람과 성적 접촉으로 감염되는 질병을 말하지요. 피임을 아는 것은 나와 타인을 지키는 존중 교육입니다!

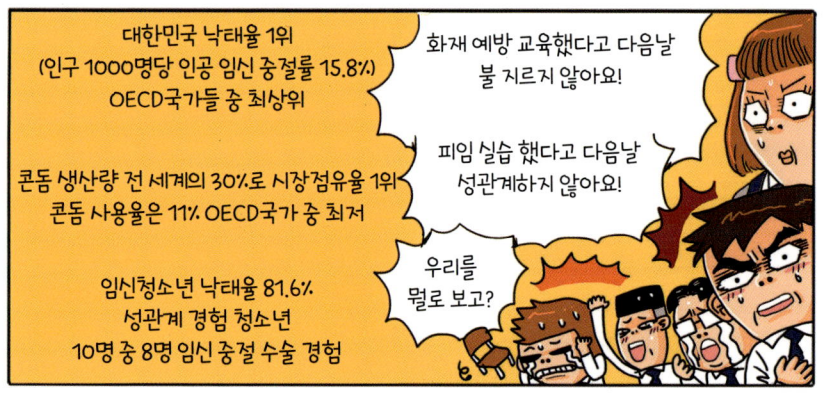

산부인과 의사가 대답해 주는 10대들의 낙태
김주경 산부인과 의사

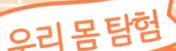

피임의 종류와 성공률

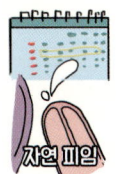
자연 피임
주기조절법,
질 외 사정 등
피임 성공률 73%

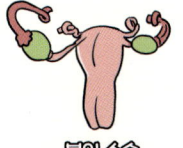
불임 수술
나팔관결찰술
정관결찰술
피임 성공률 99%

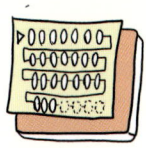
경구 피임약
호르몬 조절 먹는
피임약(21일 복용
7일 휴식)
피임 성공률 98%

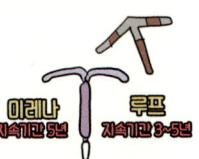
자궁 내 장치
자궁 안에 장치 삽입
호르몬 분비와
착상 방해
피임 성공률 99%

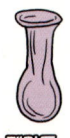
페미돔
여성이 착용하는
체내 콘돔
피임 성공률 79%

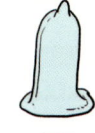
콘돔
남성이 음경에
착용하는 피임
피임 성공률 85%

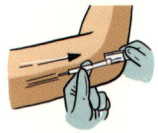
임플라논 지속 기간 3년
황체호르몬 튜브
피부 이식형 피임도구
피임 성공률 98%

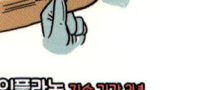
살정제
정자 활동 약화하고
억제시키는 화학 물질
피임 성공률 71%

원하지 않는 임신을 예방하기 위한 방법을 '피임'이라고 하지요. 피임 방법은 크게 호르몬을 조절하는 '호르몬 피임법'과 자연스럽게 하는 '자연 피임법'이 있어요.

하지만 자연 피임법에 해당되는 주기 조절법은 임신을 위한 방법이지 피임법이 아니에요. 가장 많이 사용하는 피임법은 정자와 난자를 못 만나게 하는 차단법인 콘돔 착용이 있어요. 남성이 착용하지요. 여성의 자궁 안에 장치를 시술하거나 수술하는 방법, 먹는 약을 통해 생리 주기를 조절하는 방법도 있어요.

사후(응급)피임약은 관계 후 임신을 막기 위해 복용 120시간 이내까지 먹어야 해요. 시간이 지날수록 피임률이 떨어집니다. 사후피임약은

응급피임약으로 불리지요. 고농축 호르몬제이므로 반드시 전문의 처방전을 받고 복용할 수 있습니다.

피임을 잘 하기 위하여 여성은 피임약을 먹고, 남성은 콘돔을 착용하여 함께 하는 것이 비교적 안전한 방법으로 추천해요. 하지만 100% 안전한 피임법은 없습니다!

먹는 피임약은 생리 주기도 조절하고, 피임 효과도 얻을 수 있어요. 생리 시작일부터 21일간 매일 한 알씩 먹어요. 21일까지 먹은 뒤 7일간 휴약(쉬는) 기간 후(휴약 기간에 생리해요.) 생리가 끝나지 않아도 휴약 8일째부터 새 약으로 다시 먹어요.

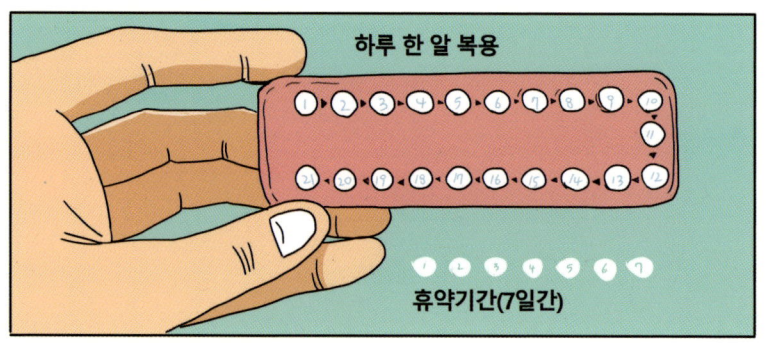

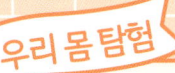

콘돔 사용법과 처리 방법

남성이 착용하는 콘돔, 피임 방법을 좀 더 알아보아요. 콘돔 사용법을 제대로 배워 보아요.

실제로 콘돔을 꺼낼 때 콘돔에 흠집이 생기지 않게 조심스럽게 포장지 안에 있는 콘돔을 옆으로 보내 공간을 확보한 다음 남은 부분을 찢어요. 안전하게 콘돔을 꺼내세요. 이때 손톱이 길다면 주의해야 해요. 찢어질 수 있거든요.

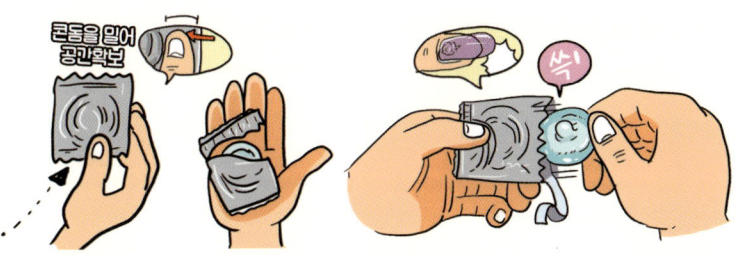

동그랗게 튀어나온(정액 받이) 콘돔의 끝 부분을 살짝 비틀어서 공기를 빼주세요. 봉긋하게 올라온 방향이 '순방향'입니다. 만일 말아 올라온 모양이 아니면 '역방향'이에요. 뒤집어서 사용하거나 오염이 되었다면 새로운 콘돔을 사용해야 해요.

콘돔을 '귀두' 음경 앞부분에 부드럽게 씌우고, 콘돔의 끝 부분을 비틀어 밀어내듯이 천천히 끼우세요. 음경에 모자를 덮는다는 느낌으로

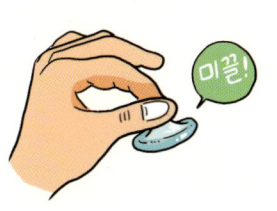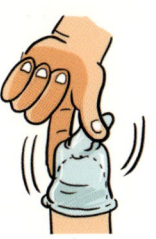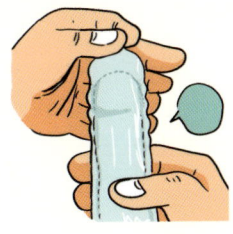

콘돔을 뿌리 부분까지 잡아서 내리면 음경 전체를 덮게 돼요. 음경에서 정액이 나온 뒤에 콘돔을 잘 빼내요. 콘돔 안에 정액이 차 있지요. 콘돔의 입구를 잘 잡고 한 바퀴 돌려 묶습니다. 체내에서 나온 분비물이 새지 않도록 에티켓을 지키는 것이죠. 그리고 나서 휴지에 싸서 쓰레기통에 잘 버려주세요.

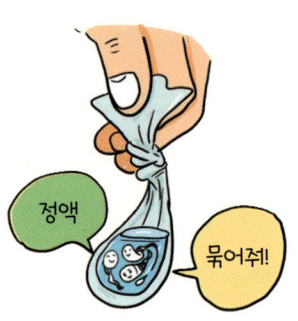 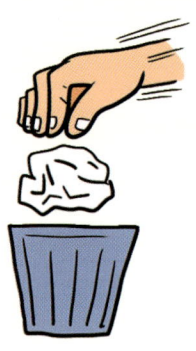

성교육 강사가 알려주는 콘돔 실습법
*주의: 15세 이상 청소년 시청 가능

이제 성병의 종류를 알아 볼까요? 요도를 감염시키고 성기에 염증이나 상처를 일으키는 '클라미디아'가 있어요. 또 임균이라는 세균에 의해 감염되는 '임질'은 남성의 요도에 침입하여 오줌을 눌 때 따끔거리고, 여성의 방광에 침입해 방광염을 일으키기도 해요.

전염성 질환으로 부르는 '헤르페스'도 남녀 생식기에 여러 개의 물집이 생기고 가려우며 타는 듯한 통증을 느낄 수 있어요. 성기나 항문 주변에 사마귀나 닭벼슬 모양으로 번지는 바이러스성 '곤지름', 피부 발진과, 궤양이 생기는 '매독', 기생충의 한 종류로 '트리코모나스'라는 원충에 의해 감염되는 '질염'이 있어요. 음모에 기생하는 이의 일종인 '사면발이', 항문이나 생식기 주변 피부에 기생하는 자궁경부암의 원인균 'HPV(인유두종 바이러스)', 그리고 우리가 '에이즈'라고 부르는 HIV 감염에 의한 후천성 면역 결핍증(AIDS)까지 그 종류가 다양합니다.

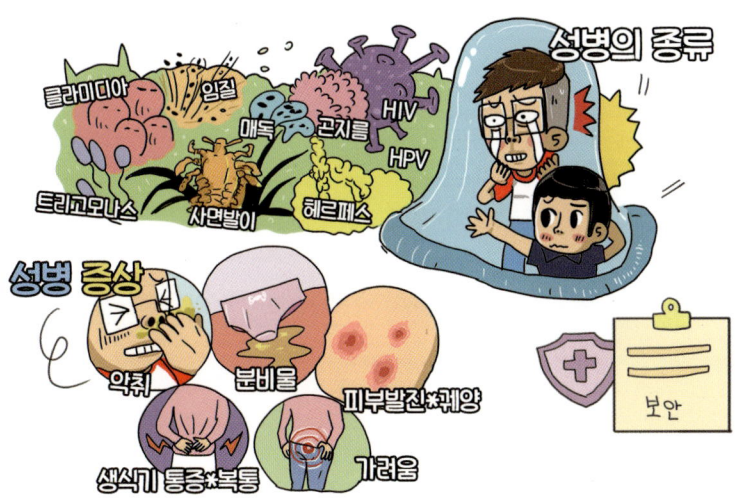

성병은 세균, 바이러스, 기생충, 원균 등 원인으로 성 접촉, 피부 접촉 또는 같은 침구 사용, 수혈 등으로 전염될 수 있답니다.

성병의 증상은 성기에서 악취, 고름 같은 끈적임과 색깔, 생식기 통증이나 복통, 심한 악취, 참기 힘든 가려움, 피부 발진이나 궤양 등 성병을 의심할 만한 증상이 있다면 꼭 병원의 진료를 받아야 해요.

신체검사 및 소변, 혈액, 세포 조직 검사 등으로 성병 감염 여부를 파악하는 검사 모두를 통틀어 성병 검사(STD)라고 불러요. 자궁경부암의 원인이 되는 인유두종 바이러스 감염 여부를 확인하는 검사가 있습니다.

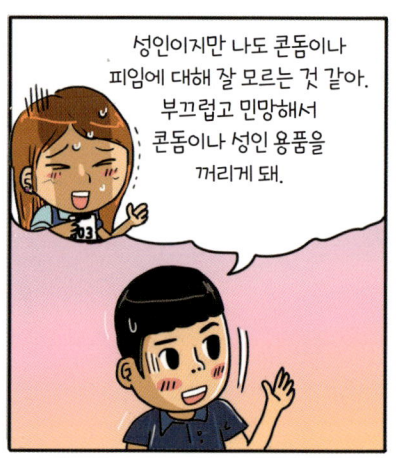
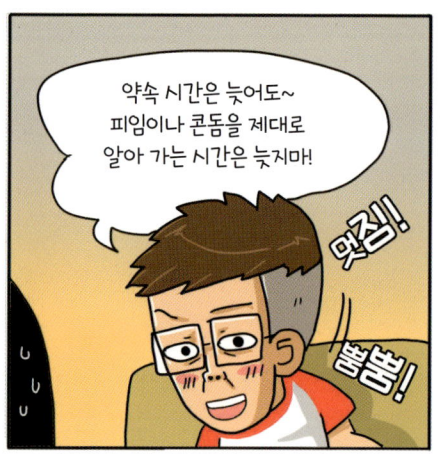

대부분 성병은 조기에 발견하면 완치가 가능하기 때문에 빠른 검진이 필수에요. 늦게까지 방치하면 골반염과 합병증이 생길 수 있고, 심하면 아이가 생기지 않는 불임까지 이어질 수 있습니다.

성관계를 한다는 건 성병 질환에 대한 관리를 스스로 할 수 있어야 한다는 거예요. 또 증상이 없더라도 예방 차원에서 정기적으로 검진을 받는 것을 추천합니다.

임신과 피임 교육은 가장 기본적으로 알아야 해요. 스스로 자신을 보호하고 상대방의 신체도 소중하게 여길 수 있기 때문이지요.

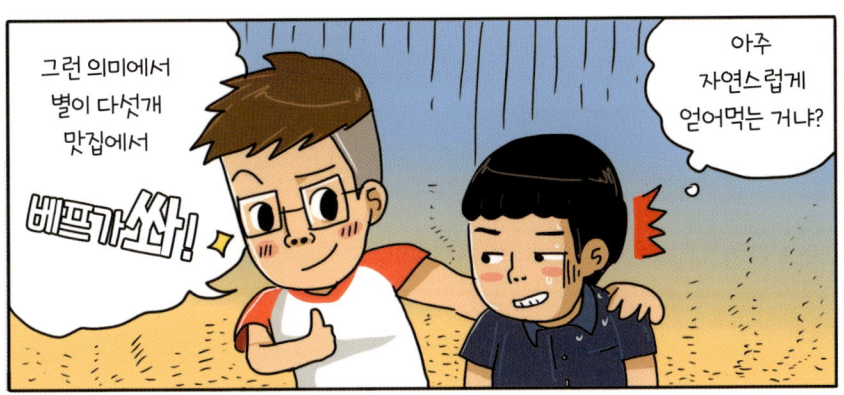

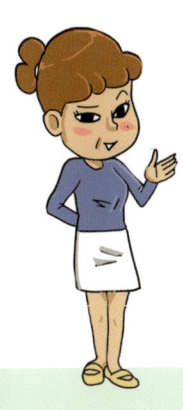

- Tip: 성병 예방 교육은 두려움을 주기보다 예방을 목적으로 두고 알려주세요.
  실제적인 피임 실습은 중학생이 된 후에 배우는 걸 추천합니다.

14장 성숙한 성 건강 관리법

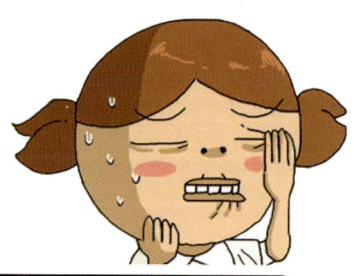

> 저는 어렸을적 부터 자위를 했습니다.
> 이러한 행동을 하는 친구를 본 적도 들은 적도 없습니다.
> 가족들이 알게 될까 봐 걱정됩니다.
> 지금도 자위를 해요. 끊고 싶은데 잘 안 돼요.
> 어떻게 끊어야 할까요? 그리고 저는 12살 여학생입니다.
> 도와주세요.

9월 1일 오후 7:25

많은 친구가 자위에 관한 질문을 해요. 궁금하기도 하고 누구에게 물어봐야 할지 잘 모르기 때문이죠. 성적인 상상이 들거나 성적 욕구가 생기고, 자신의 성기를 만지고 자극하다가 자위(자기 위로) 행동을 하게 되기도 해요.

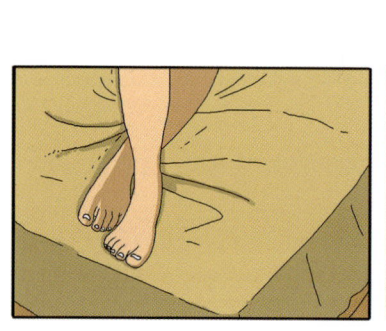
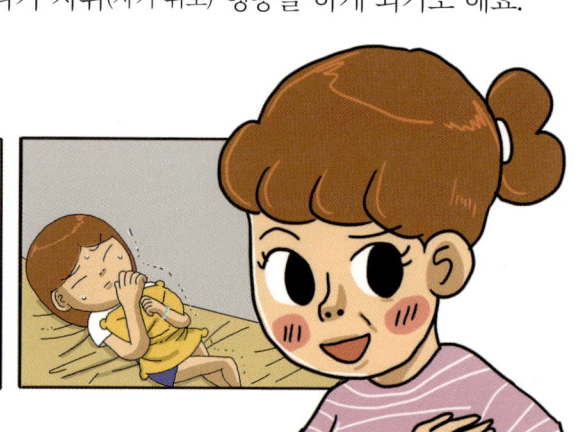

하지만 사춘기에 나타날 수 있는 자연스러운 행동이에요. 다만, 아주 사적이고 은밀하게 누군가에게 보이지 말아야 할 자신만의 행동입니다. 스스로 자신의 생식기를 자극해서 성적인 만족을 얻는 행위를 '자위'라고 해요.

사실 엄마 배 속에 있는 태아도 자위를 합니다. 태아들이 성적인 상상으로 자위를 하는 걸까요? 태어날 때부터 생식기를 만지면 기분이 좋아진다는 성적 감각을 느끼는 거예요. 태아는 엄마 배 속에서 생식기를 만지며 놀아요.

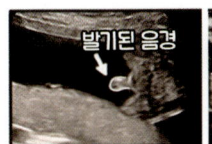
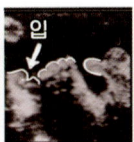
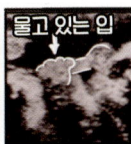
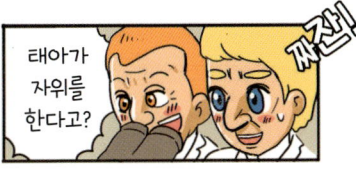

1995년, 부르생과 브루노 의사선생님이 우연히 5개월 반 태아를 촬영하게 되었는데, 2분 30초 동안 태아가 자신의 생식기를 만지며 노는 것을 목격하게 되었죠. 태아가 발기되는 모습, 생식기를 입에 물고 노는 모습까지 전부 촬영하고 확인하며 태아 때부터 성적인 감각을 느끼고 놀게 된다는 사실을 알게 되었어요.

이러한 사실은 《피임, 성, 출산》이란 전문 잡지에 실렸고, 73명의 방사선과 전문의사들이 약 60% 이상 목격하였어요. 그래서 세르주 시코티 심리학박사는 《내 아기를 더 잘 이해하기 위한 심리실

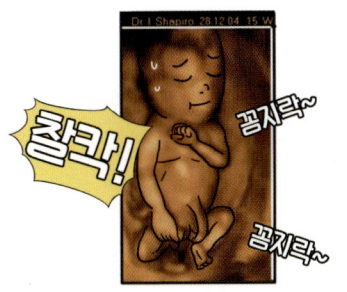

힘 100》에 이 사실을 전부 담아서 책을 펴냈어요.
또한 2010년 이스라엘 샤피로 박사가 3D 라이브 초음파 촬영에서 태아가 자위하는 모습을 여러 번 촬영하였습니다.

🔍 성적 발달의 행동

우리는 성적인 존재로 성 감각을 가지고 태어나요. 태아 때 성기를 만지는 것은 어른들의 자위와는 달라요. 엄마의 배 속에서 자신의 몸을 탐색하면서 좋은 느낌을 찾는 거예요. 또 어린아이들도 자위를 한답니다. 태아의 자위와 같은 개념으로 보면 돼요.

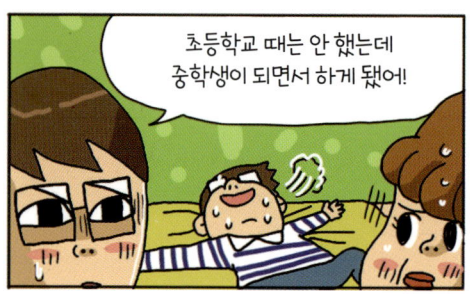
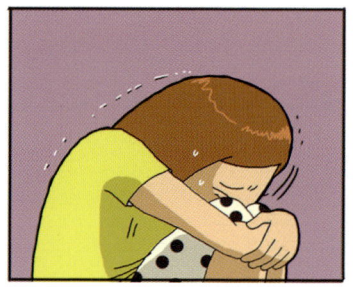

사춘기가 되어 성 호르몬이 분비되면 자위를 하는 친구들이 생겨요. 자위는 할 수도 있고, 안 하는 수도 있고, 안 하다가 할 수도 있고, 서서히 줄어들기도 하는 등 다양해요. 사람마다 다르고, 지극히 개인적인 부분이에요.
자위를 끊으려고 노력하는 것도, 줄이려고 하는 의지도 존중해요. 자

위에 몰두하지 않게 다른 것에 집중할 수 있는 재미있는 활동을 찾는 거예요. 자위를 하며 죄책감에 사로잡혀 죄의식을 가질 필요 없어요. 다만, 자위를 끊을 생각을 하고 있 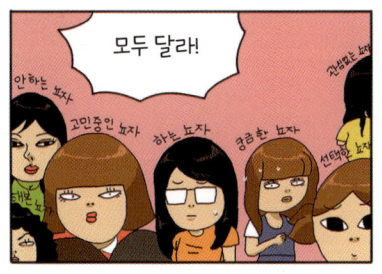 다면, 자위를 하고 싶다는 생각이 들 때 다른 좋아할 만한 행동을 대신해 보세요.

자위 횟수가 많아지거나 강한 스트레스를 받게 되면 조기 사정의 원인이 되기도 하지요. 자연스러운 것이 좋은데, 몸에 악영향을 주는 것은 자기 위로가 아니라, '해로움'이 되는 거랍니다. 자위는 자유로운 상태, 편안한 상태를 찾는 것이 필요해요.

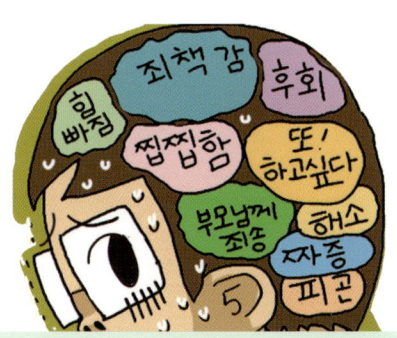
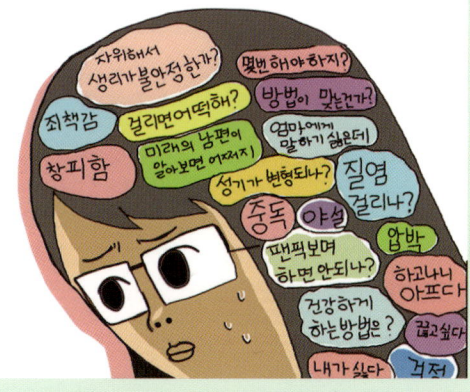

자위에 관한 흔한 오해 Q&A

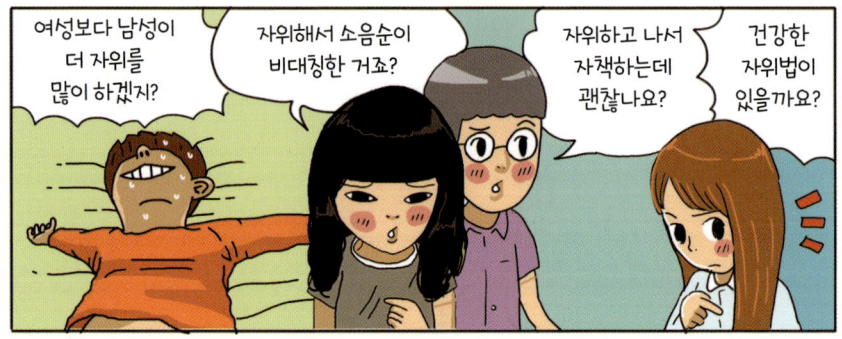

Q 자위는 여성보다 남성이 많이 하나요?

A 성적인 욕구를 해소하는 행위는 남성과 여성, 성별의 차이로 구분하기보다 개인의 차이로 봐야 해요.

Q 자위를 하면 생리 불순이 생기고, 성기 모양이 달라지거나 색이 변하는 건가요?

A 자위를 한다고 생리 주기가 바뀌거나 불순이 생기지 않아요. 또, 성기를 만진다고 모양이 변형되거나 색이 변하는 데 영향을 주지 않습니다. 자위랑 관계 없이 성장기에 성기 모양이나 색이 변할 수 있어요.

Q 자위가 나쁜 행동인가요?

A 자위가 나쁜 행동일까요? 나의 신체를 만지는 것이 나쁜 행동은 아닙니다. 자극에 의해 성적인 감각이 반응하는 현상이기도 해

요. 내 몸과 친해질 수 있고, 나의 신체를 만지며 즐거움을 느낄 수 있어요. 그리고 성적인 해소감을 느끼기도 합니다.

하지만, 자위 행위의 즐거움을 위해 음란물을 찾아보고, 의존하게 된다면 나쁜 행동으로 이어질 수 있어요. 몸에 무리가 될 정도로 자주 자위를 하거나, 자위 생각과 행동에 빠져 중독이 될 수 있어요. 자위 행위 자체는 나쁘지 않지만 조절하지 못하고 무분별하게 하면 몸에 해를 끼칠 수 있습니다.

Q 건강한 자위 방법이 있을까요?

A 자위 방법은 정해진 틀이 없어요. 그래서 옳다 그르다고 말할 수 있는 기준이 없습니다. 다만, 내 몸에 무리가지 않게 방법과 횟수를 찾고 혼자만 오롯이 즐길 수 있는 환경에서 해야 해요. 보안에도 신경을 써야 겠죠! 자위에만 너무 의존하지 않도록 다른 놀이 혹은 해소 방법을 찾아보도록 해요.

자위를 하고 있다면 가족이나 타인에게 노출되지 않게 문이 잠긴 상태로, 나만의 공간에서 해야 해요. 자위하기 전과 후에 반드시 손을 깨끗하게 씻어요. 사용했던 오일이나 휴지, 물티슈 등은 깨끗하게 치워야 해요.

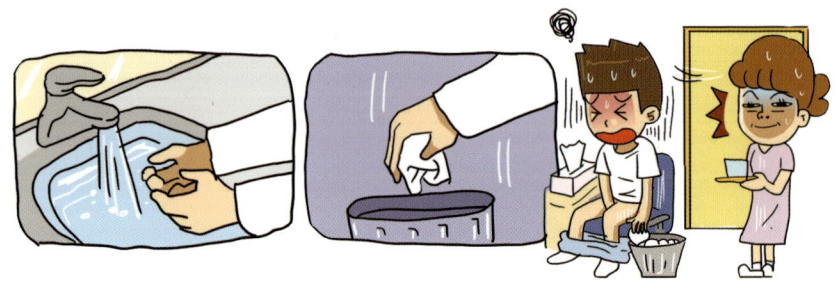

자위할 때 도구를 사용하지 않아요! 압력을 세게 주거나 통증을 느낀다면 멈춰야 해요!

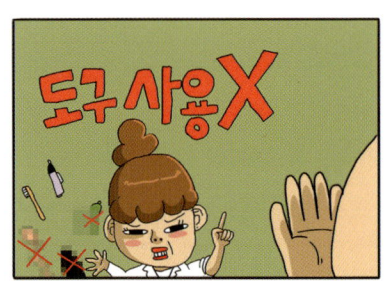 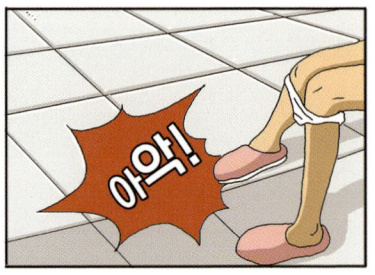

자위를 한 뒤에 몸의 상태를 확인하다 보면 나에게 맞는 횟수와 방법을 찾을 수 있어요. 음란물이나 야설, 성인 웹툰을 보지 않아요. 음란물에서의 성관계와 실제는 많이 달라요. 그렇기 때문에 음란물을 보고 상상하며 자위하는 것은 좋지 않아요.

나는 성적인 존재에요. 존재와 행동을 다르게 봐야 해요. 자아 존중감은 잃지 말아요. 행동을 바꾸고 싶다면 다양한 도전을 해봐요. 운동, 예술 활동, 미디어 활동이 도움될 수 있어요. 자위에 관하여 고민이 지속된다면 성 전문 기관의 도움을 받아 보세요.

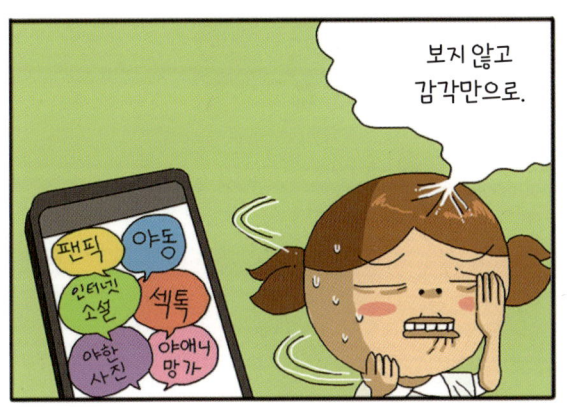

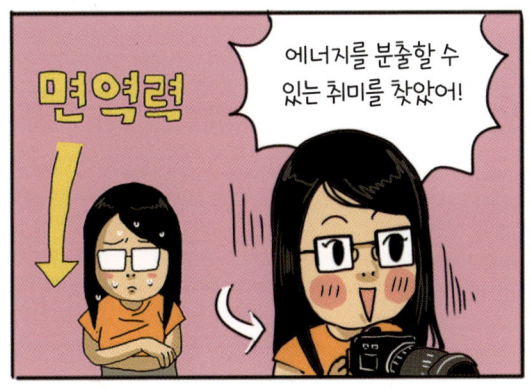

3억분의 1, 소중한 존재

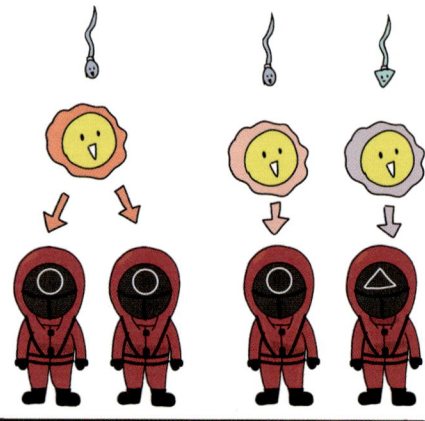

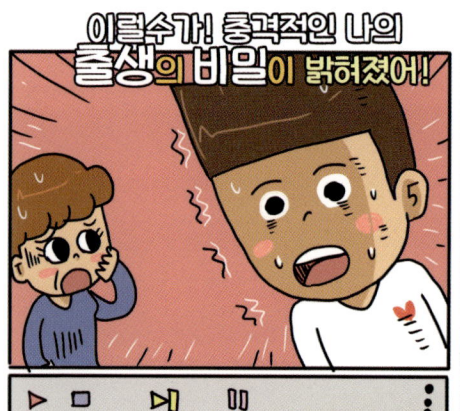

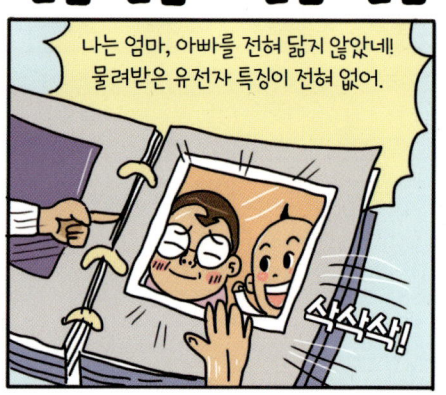

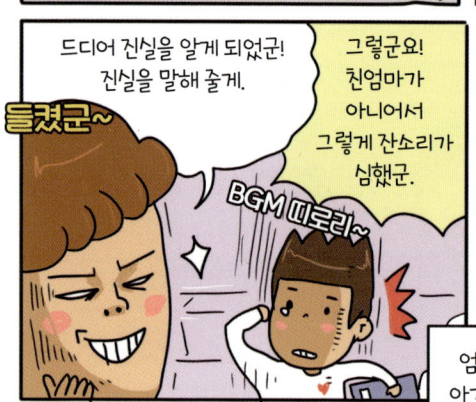

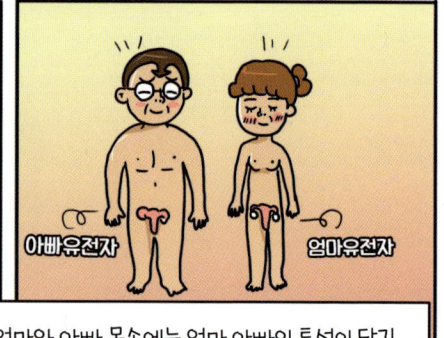

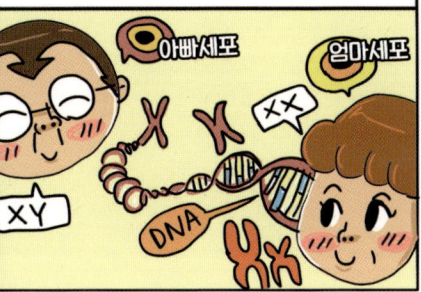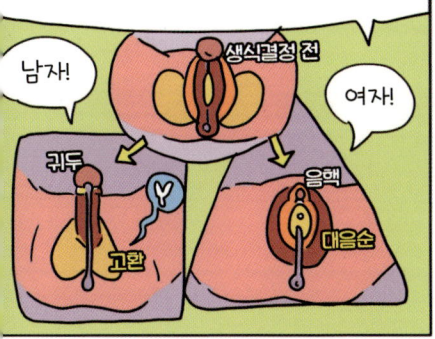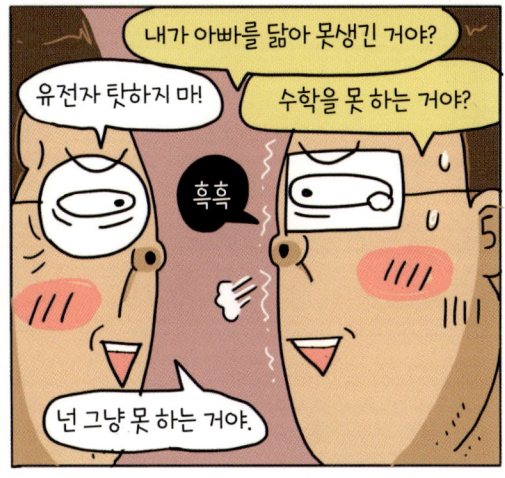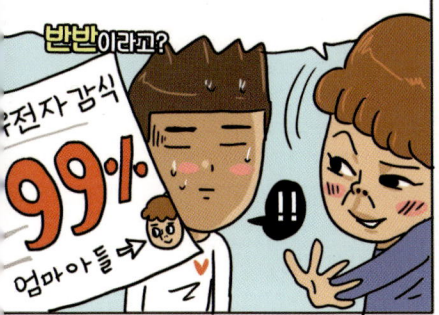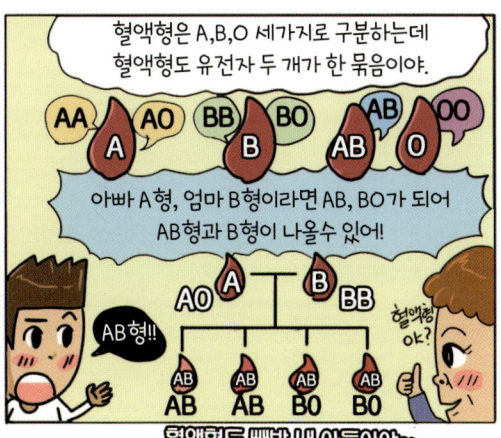

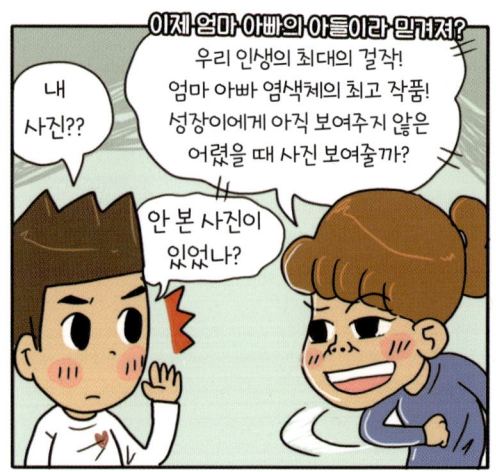
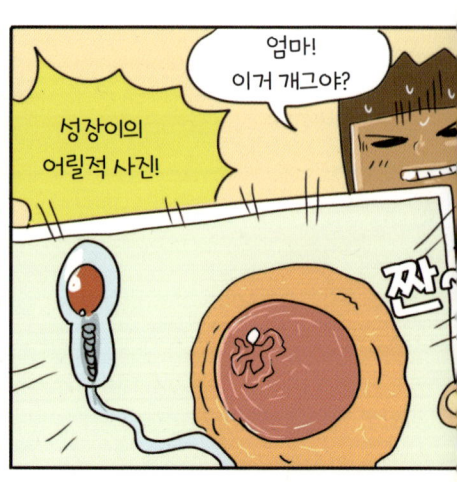
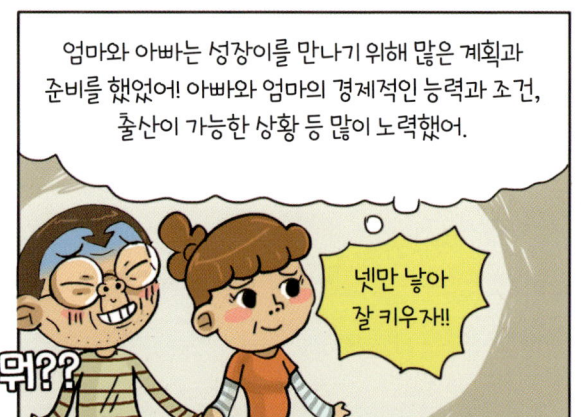
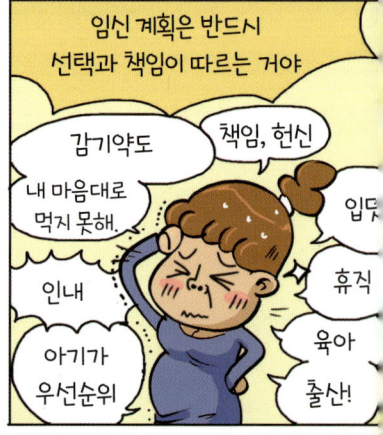
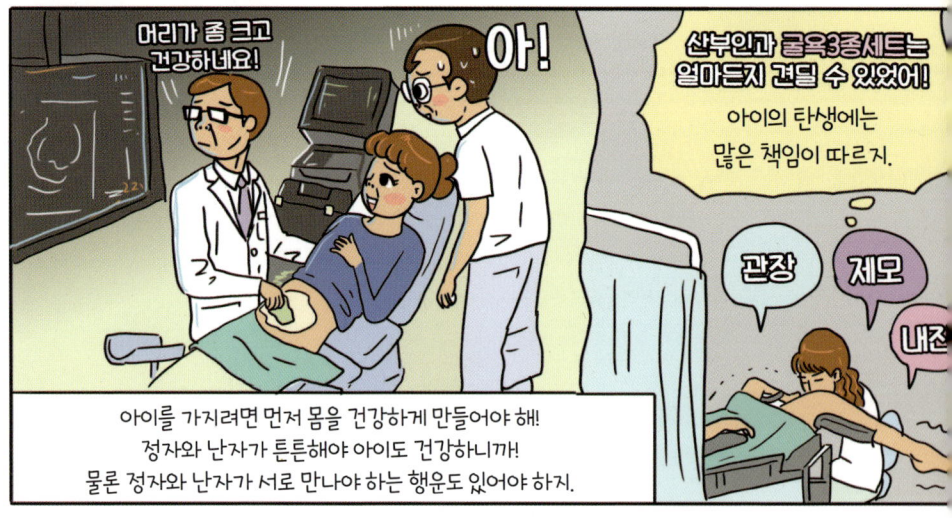

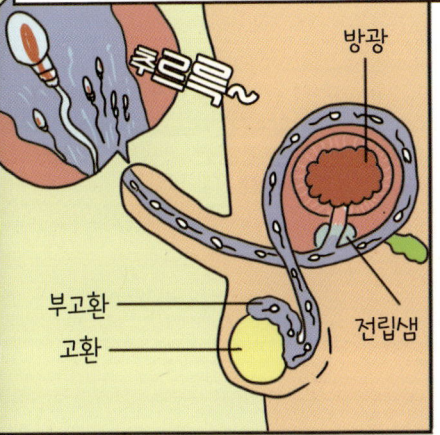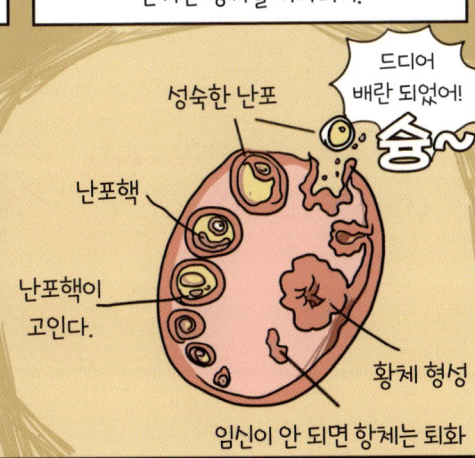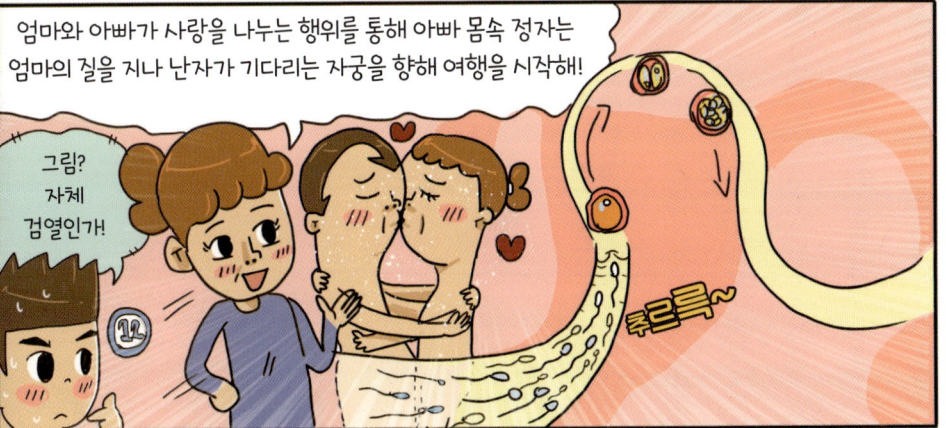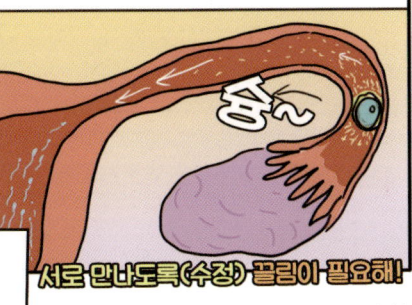

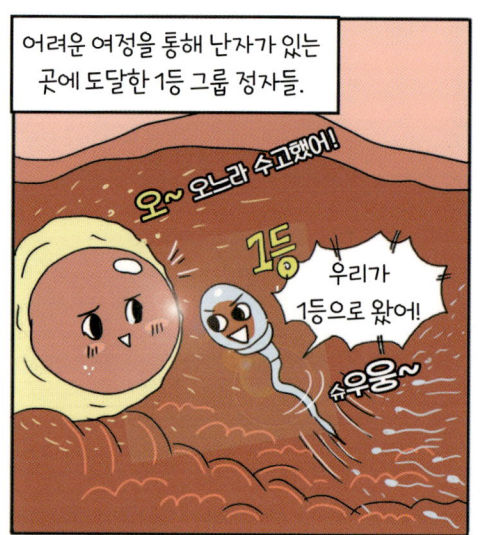
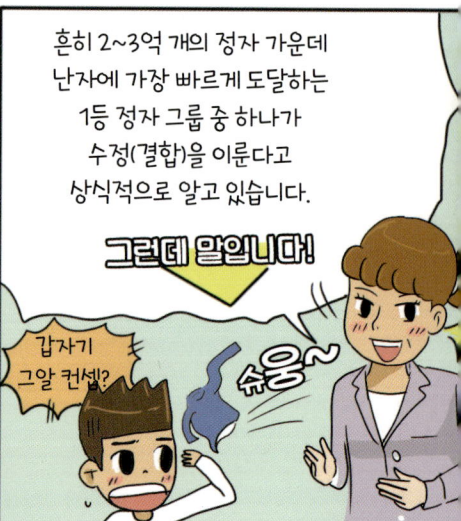
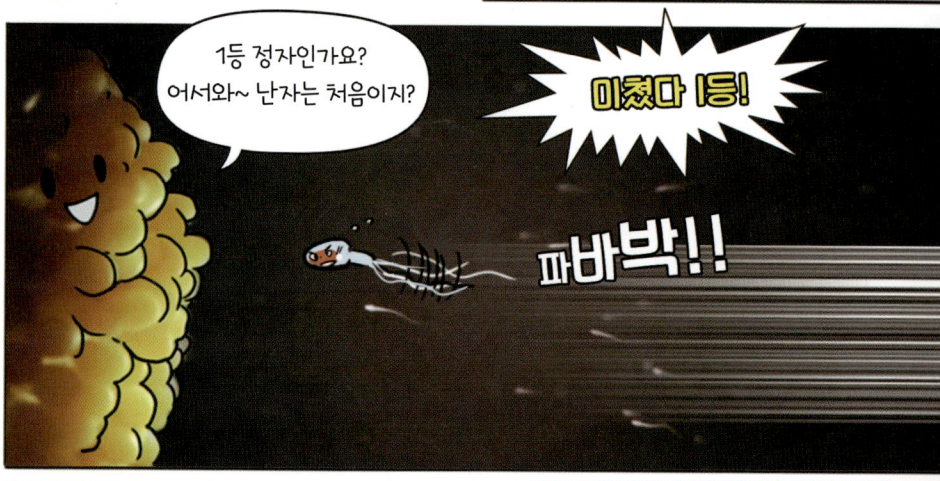
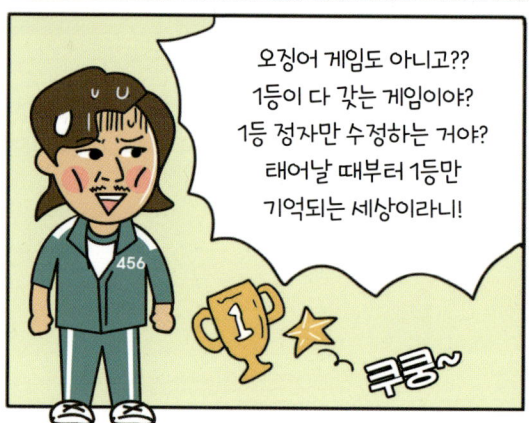
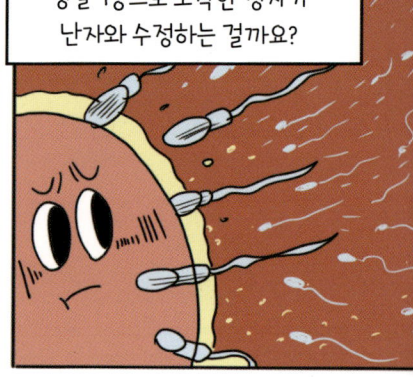

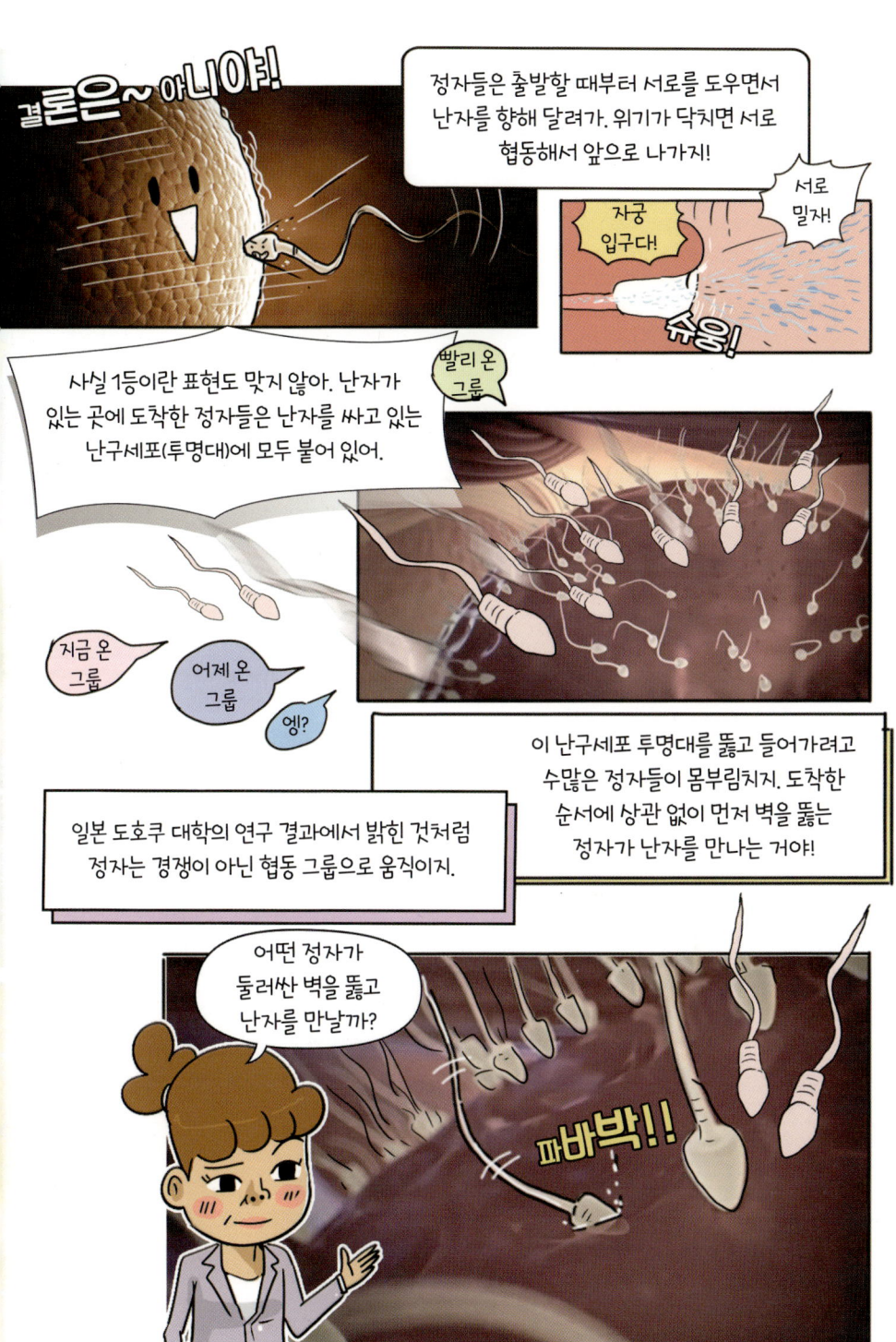

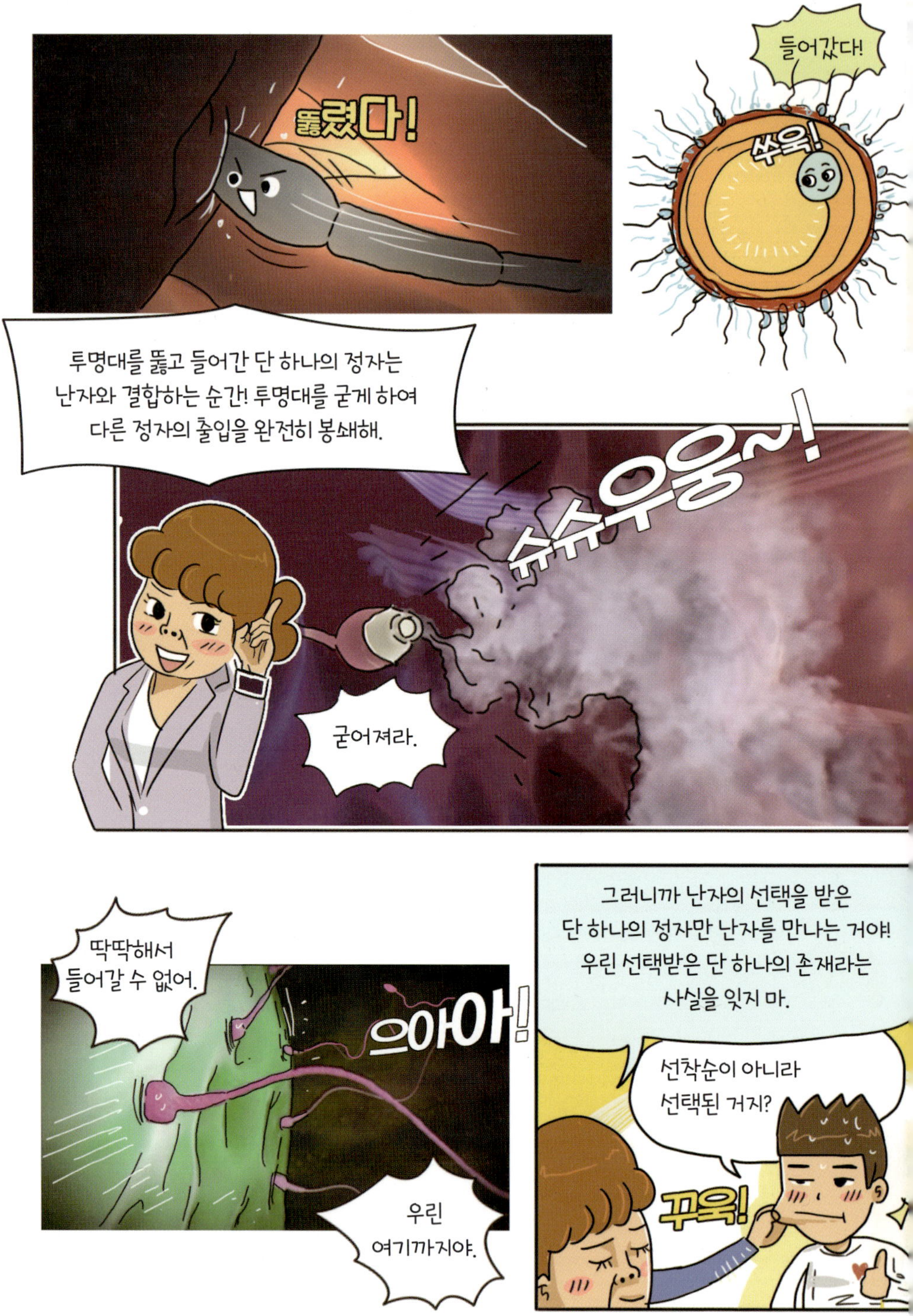

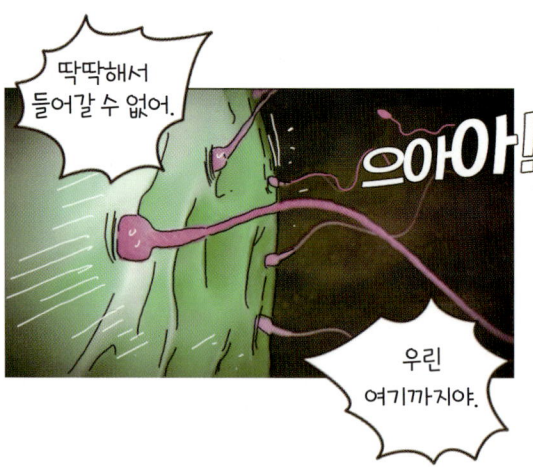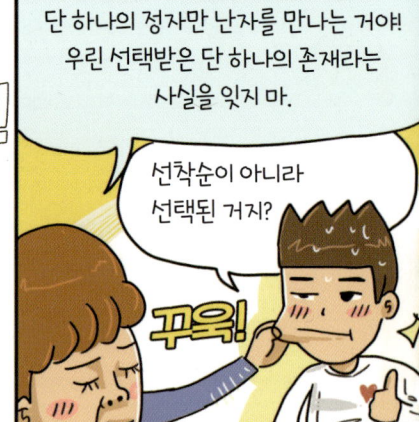

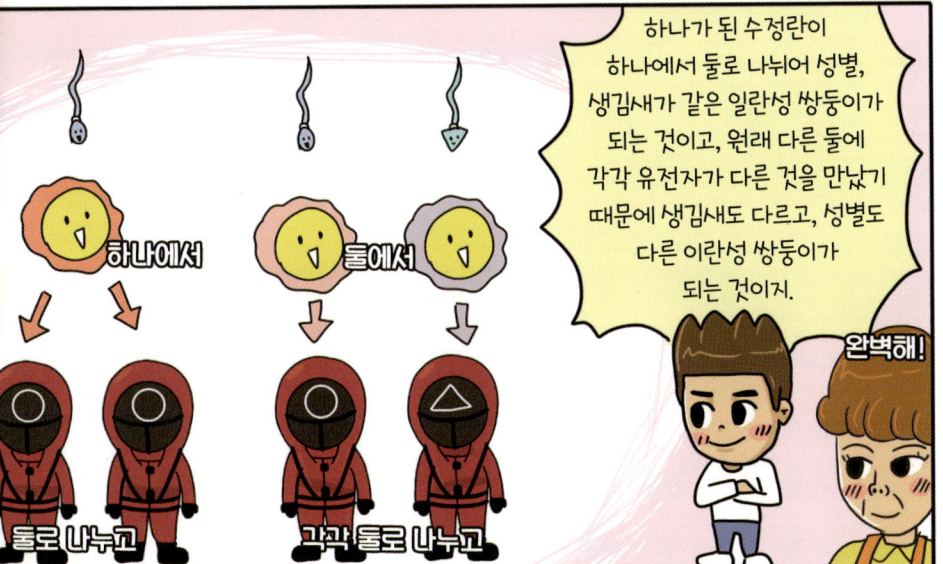

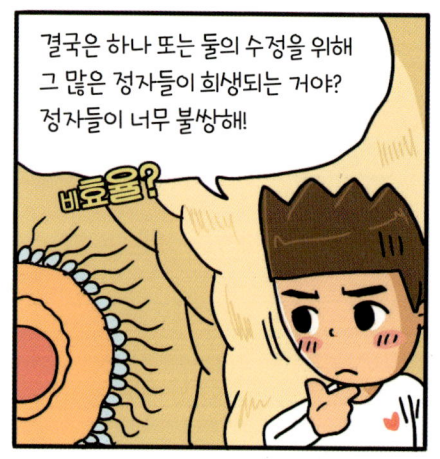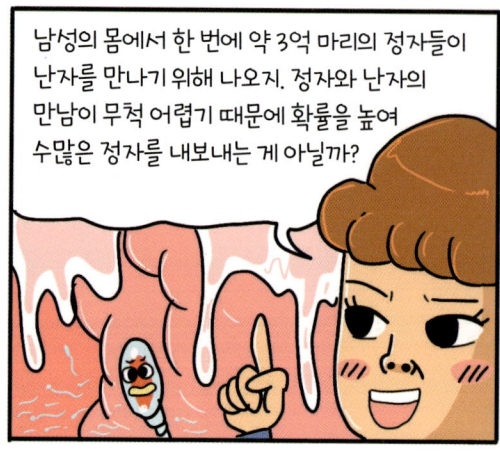

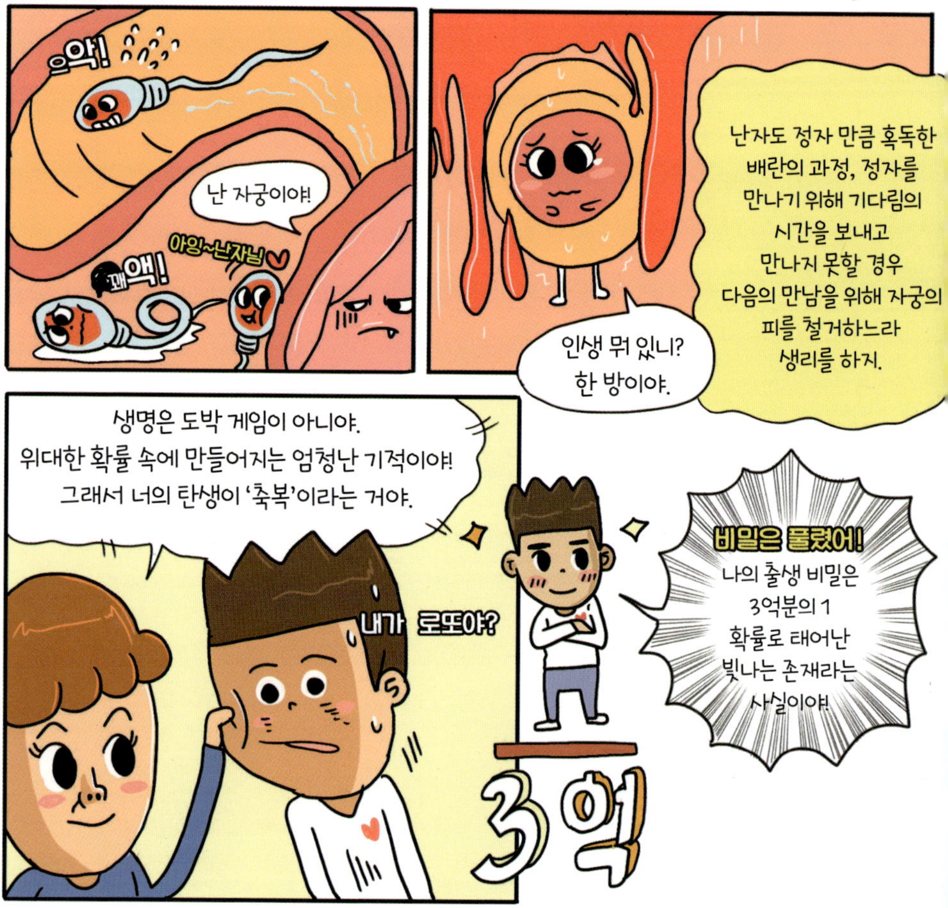

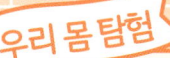

인공 수정과 시험관 아기

아기를 기다리는 사람들 가운데 임신이 어려운 사람들이 있어요. 다양한 원인으로 인하여 임신이 어려운 상태를 '난임'이라고 해요.

인공 수정을 통해 임신이 왜 어려운지 문제점을 찾고, 임신을 도와줘요. 인공 수정은 엄마의 배란기에 맞춰 남성의 정액을 자궁 내에 인공적으로 넣는 거예요. 시험관은 엄마의 몸에서 난자를 채취하고, 아빠의 정자를 빼내 수정에 성공한 뒤 다시 엄마의 자궁에 넣는 걸 말해요.

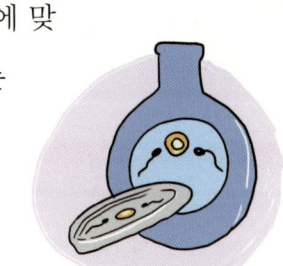

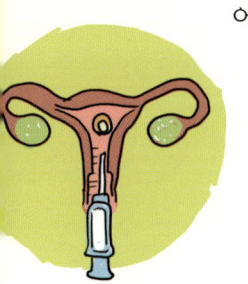

어려운 과정을 극복하고 기적 같은 축복으로 새로운 탄생을 경험할 거예요.

임신을 확인하는 임신 진단 테스트기가 있어요. 요즘엔 조기 임신 진단 테스트기(얼리 임신 테스트기)를 통해 임신을 좀 더 빨리 높은 정확도로 알 수 있게 됐지요.

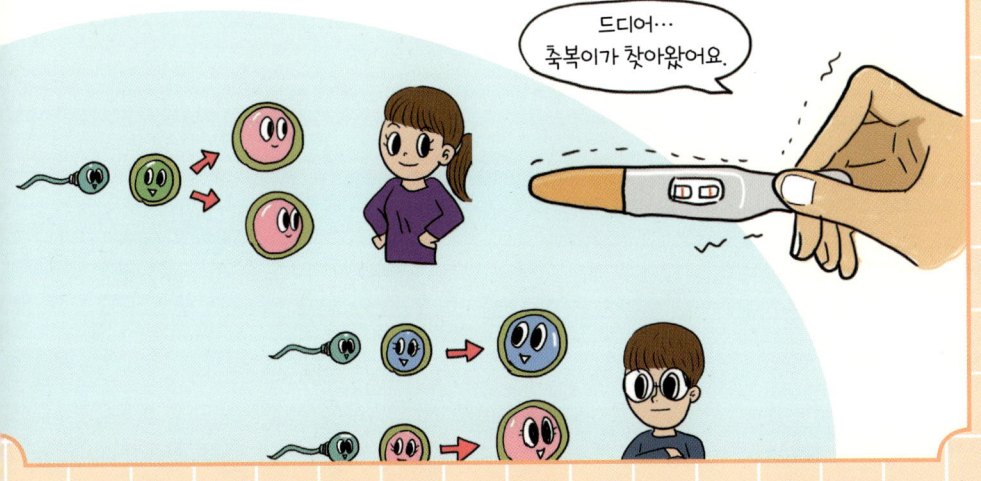

우리는 보석같이 빛나는 존재
당신은 성숙한 존재로 살아갈 거예요!

나는 엄마와 아빠의 관계 속에 태어난 존재입니다. 나만의 고유한 매력을 가지고 태어났고, 나도 앞으로 생명을 만들 수 있는 성적 존재입니다. 우리는 무엇과도 바꿀 수 없는 보배로운 존재입니다.

나와 너, 그리고 우리! 함께 살아요!

나는 앞으로 살아가며 다양한 사람들과 많은 관계를 만들 거예요. 동물은 태어나자 마자 걷고 스스로 뛰어다니지만 인간은 태어나서 바로 걸을 수 없어요. 엄마와 아빠, 보호자의 돌봄이 반드시 필요하고 관계 없이 살아가기 힘든 게 인간이에요. 그래서 태어날 때부터 '관계성'을 지녔습니다. 부모와 자녀의 관계처럼 인간은 사회에서 가족, 친척, 친구, 선생님, 동료, 애인 등 관계를 맺고 살아갑니다. 인간관계에서 행복을 느끼기도 하고, 실망도 하고 슬픔과 기쁨도 함께 겪어요. 즐거움을 함께 나누기도 하고, 절망과 슬픔을 경험하기도 하지요. 인간의 삶은 관계 속에서 이루어지고, '우리'라는 울타리 안에서 살아가지요. 우리 몸 탐험은 마쳤지만, 앞으로 좋은 인간관계를 통해 멋진 삶을 탐험하길 응원합니다!

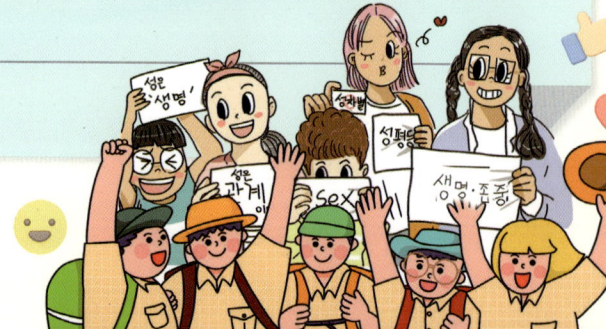

사춘기 추천 도서

- 《시크릿 가족》 이충민 _올리브M&B
- 《푸른이와 우성이의 성(性)장 일기》 푸른아우성 _올리브M&B
- 《구성애의 빨간책: 남자, 여자》 구성애 _올리브M&B
- 《성교육 상식사전》_길벗스쿨
- 《성교육을 부탁해》 이영란 _풀과바람
- 《초등 자존감의 힘》 김선호, 박우란 _길벗
- 《십대들의 성교육》 김미숙 _이비락
- 《그러니까, 존중 성교육》 김혜경 _성안북스
- 《소년의 성 보이툰》 홍승우 _동아일보사
- 《최고 여자되기, 최고 남자되기》 미셸로엠 _글수레
- 《나 열세살 여자》 양해 _파란자전거
- 《Why? 사춘기와 성》 전지은 _양장출판사

사춘기 추천 영화

- 사춘기에 접어든 아이들을 위한 영화
〈원더〉 〈올학교 이티〉 〈클라우스〉 〈엔칸토: 마법의 세계〉 〈굿바이 마이 프렌드〉 〈시간을 달리는 소녀〉 〈이터널 선샤인〉 〈줄무늬 파자마를 입은 소년〉 〈하모니〉 〈비밀〉 〈인생은 아름다워〉 〈아이 엠 샘〉 〈7번방의 선물〉 〈헬로우 고스트〉 〈블라인드 사이드〉 〈주먹왕 랄프〉

- 청소년 추천 영화
〈코다〉 〈지랄발광 17세〉 〈싱스트리트〉 〈우아한 거짓말〉 〈너무 밝히는 소녀 알마〉 〈제니, 주노〉 〈나의 특별한 사랑 이야기〉 〈볼륨을 높여라〉 〈귀여운 반항아〉 〈16세의 사운드트랙〉 〈토이 스토리 4〉 〈스파이더맨 홈커밍〉 〈줄무늬 파자마를 입은 소년〉 〈맘마미아!〉 〈퀸카로 살아남는 법〉 〈배드 지니어스〉 〈주노〉 〈월플라워〉 〈숏컷12〉 〈우리들의 행복한 시간〉 〈도가니〉 〈악의 마음을 읽는 자들〉 〈번지 점프를 하다〉 〈천하장사 마돈나〉 〈로드 무비〉

내 몸의 변화가 시작될 때
알아야 할 성교육

우리 몸 탐험대

초판 1쇄 발행 2025년 8월 1일

지은이 이충민
펴낸이 김선준

편집이사 서선행
편집1팀 이주영, 김송은, 천혜진
디자인 김예은
마케팅팀 권두리, 이진규, 신동빈
홍보팀 조아란, 장태수, 이은정, 권희, 박미정, 조문정, 이건희, 박지훈, 송수연, 김수빈
경영지원 송현주, 윤이경, 임해랑, 정수연

펴낸곳 (주)콘텐츠그룹 포레스트 **출판등록** 2021년 4월 16일 제2021-000079호
주소 서울시 영등포구 여의대로 108 파크원타워1, 28층
전화 02) 332-5855 **팩스** 070) 4170-4865
홈페이지 www.forestbooks.co.kr
종이 (주)월드페이퍼 **출력·인쇄·후가공** 더블비 **제본** 책공감

ISBN 979-11-93506-19-6 (74510)
ISBN 979-11-93506-17-2 (세트)

◆ 책값은 뒤표지에 있습니다.
◆ 파본은 구입하신 서점에서 교환해드립니다.
◆ 이 책은 저작권법에 의하여 보호를 받는 저작물이므로 무단 전재와 복제를 금합니다.

㈜콘텐츠그룹 포레스트는 독자 여러분의 책에 관한 아이디어와 원고 투고를 기다리고 있습니다.
책 출간을 원하시는 분은 이메일 writer@forestbooks.co.kr로 간단한 개요와 취지, 연락처 등
을 보내주세요. '독자의 꿈이 이뤄지는 숲, 포레스트'에서 작가의 꿈을 이루세요.